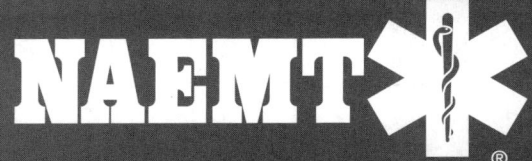 Endossado por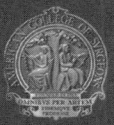

TECC
Tactical Emergency Casualty Care
SEGUNDA EDIÇÃO

Manual do Curso

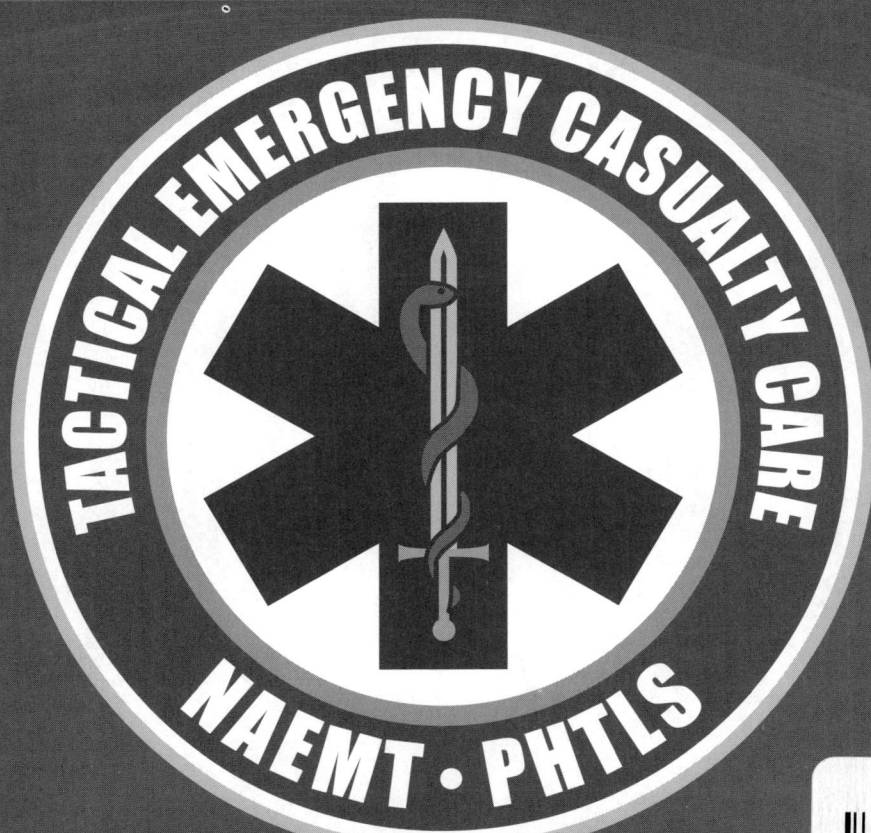

Programa reconhecido de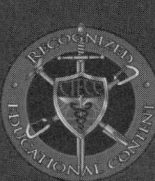

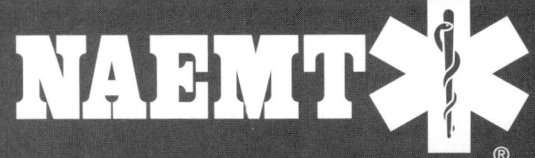 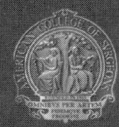

TECC
Tactical Emergency Casualty Care
SEGUNDA EDIÇÃO

Manual do Curso

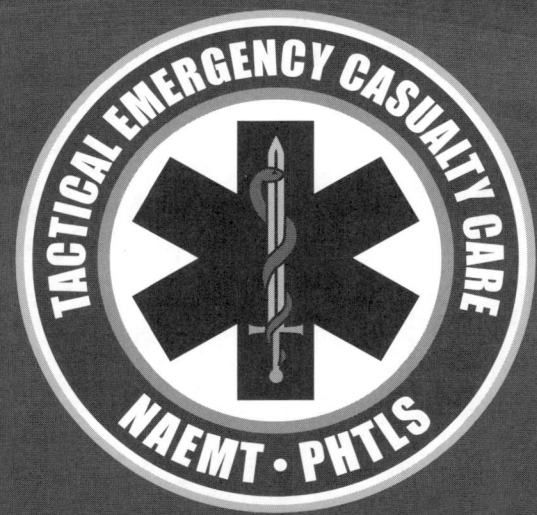

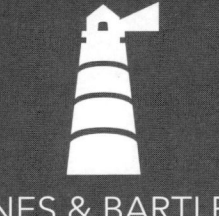
JONES & BARTLETT
LEARNING

Programa reconhecido de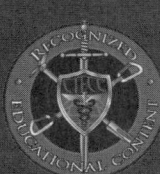

Sede mundial
Jones & Bartlett Learning
25 Mall Road, 6th Floor
Burlington, MA 01803
978-443-5000
info@jblearning.com
www.psglearning.com

Copyright © 2023 by National Association of Emergency Medical Technicians (NAEMT)

Todos os direitos reservados. Nenhuma parte do material protegido por estes direitos autorais pode ser reproduzida ou utilizada de qualquer forma, eletrônica ou mecanicamente, inclusive por fotocópia, gravação ou por sistemas de armazenamento e recuperação de informações, sem o consentimento por escrito do proprietário dos direitos autorais.

O conteúdo, as afirmações, visões e opiniões aqui apresentados são expressão dos respectivos autores, e não da Jones & Bartlett Learning, LLC. Referências a produtos, processos ou serviços comerciais contidos aqui por nome, marca, fabricante ou outro não constitui nem implica endosso ou recomendação da Jones & Bartlett Learning, LLC, e tal referência não deve ser utilizada com objetivos de endosso ou propaganda. Todas as marcas mostradas são das partes citadas aqui. *Tactical Emergency Casualty Care*, Segunda Edição, é uma publicação independente e não foi autorizada, patrocinada nem aprovada pelos proprietários das marcas ou marcas de serviço citadas neste produto.

Este livro pode apresentar fotografias que mostram modelos, os quais não necessariamente endossam, representam nem participam das atividades representadas nas imagens. As representações gráficas neste produto são somente para fins educacionais e instrutivos. Quaisquer indivíduos ou cenários apresentados nos estudos de caso neste produto podem ser reais ou fictícios, mas são utilizados somente para fins educacionais.

Os procedimentos e protocolos neste livro são baseados nas recomendações mais atuais de fontes médicas responsáveis. A NAEMT e a editora, no entanto, não garantem nem assumem responsabilidade pela exatidão, suficiência ou integridade de tais informações ou recomendações. Outras medidas ou medidas adicionais de segurança podem ser necessárias sob circunstâncias particulares.

Este livro tem apenas a intenção de servir como um guia para os procedimentos apropriados a serem empregados quando da prestação de cuidados de emergência a doentes e feridos. Não tem a intenção de estabelecer padrões de cuidado necessários a qualquer circunstância específica, pois as circunstâncias e as condições físicas do paciente podem variar muito de uma emergência para outra. Ele também não tem a intenção de aconselhar os profissionais de cuidados de emergência com relação a autoridade legal para realizar as atividades ou procedimentos discutidos. Tais determinações locais devem ser feitas apenas com a ajuda de um assessor jurídico.

Credits
Cover Image: © Ralf Hiemisch/Getty Images

Sumário

Módulo 1 Introdução ao atendimento tático às vítimas de emergência 1

Módulo 2 Cuidados sob ameaça direta/zona quente 8

Módulo 3 Cuidados sob Ameaça Indireta / Zona morna: MARCH - Avaliação do paciente e intervenções de hemorragia maciça 17

Módulo 4 Cuidado Sob Ameaça Indireta / Zona Morna: MARCH - Respiração 27

Módulo 5 Cuidados Sob Ameaça Indireta / zona morna: MARCH - Respiração 40

Módulo 6 Cuidados sob Ameaça Indireta / Zona Morna: MARCH—Circulação 51

Módulo 7 Cuidados sob Ameaça Indireta / Zona Morna: Hipotermia e Trauma Cranioencefálico . . . 67

Módulo 8 Área de evacuação/Zona Fria 81

Módulo 9 Triagem 96

Módulo 10 Reunindo Tudo 102

Módulo 1

Introdução ao atendimento tático às vítimas de emergência

OBJETIVOS DA LIÇÃO

- Descrever os principais fatores que influenciam o atendimento às vítimas.
- Discutir os impactos que a ameaça, o tempo, o incidente, a localização e os recursos disponíveis têm na resposta tática e no cuidado de pacientes com trauma.
- Compreender como o Tactical Combat Casualty Care (TCCC) e o Tactical Emergency Casualty Care (TECC) foram desenvolvidos.
- Descrever as fases do atendimento tático a vítimas.
- Explicar as diferenças entre o atendimento pré-hospitalar ao trauma tático militar e tático civil.

Introdução ao atendimento tático a vítimas de emergência

TECC é um conjunto de diretrizes de tratamento das melhores práticas para atendimento ao trauma em ambiente pré-hospitalar de alta ameaça. Essas diretrizes são construídas sobre lições médicas críticas aprendidas pelos EUA e forças militares aliadas durante os conflitos do século 21 e trazidas para o setor civil por meio do Comitê de Assistência a Baixas em Combate Tático (Co-TCCC). Eles são modificados de forma apropriada para atender às necessidades específicas das populações civis e da prática dos serviços médicos de emergência civil (EMS). As diretrizes estão disponíveis gratuitamente para todas as partes interessadas.

A resposta a eventos com vítimas em massa, como os tiroteios no festival de música country Route 91 Harvest em Las Vegas e os atentados na Maratona de Boston de 2013, demonstrou a lacuna que existe entre a capacidade de atendimento pré-hospitalar ao trauma e as necessidades das vítimas durante esses eventos. Na verdade, a Federal Emergency Management Agency (FEMA) identificou a preparação para um incidente com vítimas em massa (MCI) como uma prioridade nacional. O curso TECC da segunda edição da National Association of Emergency Medical Technicians (NAEMT) é projetado para fornecer aos profissionais de saúde as melhores práticas ao operar em um ambiente de alto risco envolvendo múltiplas vítimas (**Figura 1-1**).

Figura 1-1 Gerenciamento de vítimas em massa na cena do bombardeio da Maratona de Boston.
© Charles Krupa / AP Images.

De onde veio o curso tático de atendimento a vítimas de emergência?

Este curso TECC foi desenvolvido usando as diretrizes do Committee for Tactical Emergency Casualty Care (C-TECC). Formado em 2010, o C-TECC traduziu formalmente aulas de trauma militar para a comunidade pré-hospitalar civil de alto risco. O comitê reuniu especialistas no assunto de EMS, bombeiros, policiais e do Departamento de Segurança Interna para trabalhar com médicos de departamentos de emergência, centros de trauma e militares para desenvolver as melhores práticas para medicina pré-hospitalar de alta ameaça.

O C-TECC é modelado após o altamente bem-sucedido Departamento de Defesa dos EUA Co-TCCC - frequentemente creditado como uma das principais iniciativas que resultou nas menores taxas de mortalidade em combate da história registrada. No entanto, as diretrizes de tratamento da Co-TCCC se concentram em uma população muito específica: pessoas saudáveis e saudáveis de 18 a 40 anos em um ambiente de combate.

As diretrizes do C-TECC, portanto, cobrem as necessidades de uma população civil. Isso inclui pacientes pediátricos, geriátricos e com necessidades especiais, bem como considerações sobre condições médicas subjacentes comuns em uma população civil, as características e limitações do SME civil e os vários tipos de ameaças que os socorristas enfrentam. Desde então, as diretrizes do TECC foram incorporadas ao National Joint Counterterrorism Workshop usado pelo FBI, FEMA e o National Counterterrorism Center. O curso NAEMT TECC é construído a partir de quatro fontes de informação:

- Curso de Assistência a vítimas de combate tático do Departamento de Defesa dos EUA (TCCC)
- Diretrizes do Comitê de Atendimento Tático a Emergências (C-TECC)
- Comitê de Trauma pré-hospitalar da NAEMT
- Domínios de competência do National Tactical Emergency Medical Support (TEMS)

O curso NAEMT TECC se concentra no atendimento médico pré-hospitalar em situações táticas de alto risco. TECC não é um curso abrangente para operadores táticos. Concluir o TECC não resulta em certificação como médico tático. Além disso, o curso TECC não é um curso de força-tarefa de resgate.

VERIFIQUE SEU CONHECIMENTO

As diretrizes TECC cobrem os requisitos médicos de:

a. primeiros respondentes saudáveis de 18 a 40 anos de idade.
b. respondentes de serviços médicos de emergência.
c. aqueles com maior probabilidade de sobreviver a uma lesão por trauma multissistema.
d. a população civil.

O que o curso tático de atendimento a vítimas de emergência cobre?

O curso TECC da NAEMT ensina os socorristas e outros prestadores pré-hospitalares como responder e cuidar de pacientes em um ambiente tático civil. Ele é projetado para diminuir as mortes evitáveis em uma situação tática.

O curso apresenta as três fases do atendimento tático:

- Cuidados diretos contra ameaças prestados durante um ataque ou em condições adversas.
- Cuidado indireto contra ameaças que é prestado enquanto a ameaça foi suprimida, mas pode ressurgir a qualquer momento.
- Cuidados de evacuação prestados enquanto a vítima está sendo evacuada do local do incidente.

O curso presencial de 16 horas cobre os seguintes tópicos:

- Controle de hemorragia
- Controle cirúrgico das vias aéreas e descompressão torácica com agulha
- Estratégias para tratar socorristas feridos em ambientes ameaçadores
- Cuidar de pacientes pediátricos
- Técnicas para arrastar e transportar as vítimas para um local seguro

O curso inclui inclui diversas habilidades na área médica. É a filosofia da NAEMT que os cuidadores TECC devem ser expostos a todas as habilidades neste curso. Como tal, os alunos podem praticar uma habilidade na aula TECC que está além de seu escopo atual de prática. O valor dessa exposição é que o cuidador TECC pode antecipar quais procedimentos serão realizados em uma situação tática real e o tempo necessário para completar a habilidade. Os alunos devem participar de todas as habilidades em sala de aula exigidas em um curso TECC. Fora da classe, todas as intervenções clínicas devem estar de acordo com a política e protocolo local e dentro do escopo autorizado de prática do socorrista.

O curso TECC oferece as seguintes estações de habilidade:

- Arrasto dedicado e manual
- Torniquetes
- Otimização de torniquete

- Torniquetes Juncionais
- Tampão de feridas / curativo de compressão
- Gerenciamento das vias aéreas
- Selos torácicos / Descompressão torácica com agulha (DTA)
- Avaliação de MARCH / avaliação de choque
- Administração de fluido intravenoso (IV) / intraósseo (IO)

> **VERIFIQUE SEU CONHECIMENTO**
>
> **Você concluiu com êxito o curso TECC e está operando em uma cena de Cuidados Sob Ameaça Indireta/ Zona Morna. Seu paciente tem pneumotórax hipertensivo, está se descompensando rapidamente e precisa de uma descompressão torácica com agulha. Você pode executar essa habilidade em qual dessas situações?**
>
> a. A supervisão médica no local está disponível por um paramédico de cuidados intensivos ou assistente médico.
> b. O socorrista liga para o controle médico, identifica-se como um cuidador credenciado pelo TECC e obtém autorização.
> c. A descompressão por agulha está dentro do escopo da prática do socorrista e é autorizada pela política e protocolo local.
> d. O incidente foi declarado um evento com grande massa e a autoridade com jurisdição estabeleceu o comando de incidente médico de acordo com a Estrutura de Resposta Nacional.

Situações de cuidado tático

Atiradores ativos / eventos hostis (ASHEs) têm aumentado em gravidade e frequência desde 2000. A distribuição de tais eventos impactou as comunidades rurais, suburbanas e urbanas. O que torna esses eventos únicos de outros eventos com vítimas em massa é que os socorristas estão sob alto risco de ferimentos ou morte ao chegar em um incidente de ASHE. Além disso, o uso de armas e técnicas de estilo militar resulta em pacientes com ferimentos traumáticos complexos e com risco de vida.

Zonas de ressuscitação: fases do cuidado

O TECC divide o atendimento ao paciente em três zonas que correspondem à gestão de desastres e à identificação do socorrista e do risco do paciente. Cada zona tem metas de tratamento específicas, habilidades do cuidador e objetivos de gerenciamento de pacientes. Os cenários de baixas em eventos dinâmicos geralmente envolvem um problema médico e um problema tático. O objetivo do TECC é: Atendimento Certo - Hora Certa - Paciente Certo.

Tratamento direto de ameaças / zona quente

Esta zona (ou fase) representa o maior perigo para o socorrista e o paciente. Existe uma ameaça imediata de ferimentos adicionais ou morte. A cena do incidente não é segura. A ênfase nesta zona está na supressão de ameaças, evitando novas vítimas, extraindo vítimas da área de alta ameaça e implementando o controle de hemorragia com risco de vida.

Cuidado indireto de ameaças / zona morna

As lições posteriores cobrirão extensivamente as operações TECC na zona quente / de cuidado de ameaças indiretas. A zona quente é a área onde existe uma ameaça potencial, mas não há ameaça direta ou imediata. Por exemplo, se você for chamado para uma situação de atirador ativo em um shopping local, pode ser necessário entrar no shopping para atender às vítimas. Onde quer que o atirador esteja contido, mas ainda ativo, é considerado a zona quente (cuidado com a ameaça direta). O resto do shopping seria a zona quente, pois o atirador poderia escapar da contenção e se tornar uma ameaça imediata em sua área. O cuidado da zona quente inclui outras intervenções que salvam vidas associadas à aplicação do algoritmo MARCH (hemorragia maciça, vias aéreas, respiração, circulação e cabeça / hipotermia). Ponto de coleta (área de relativa segurança próxima ao evento) e forças-tarefa de resgate são normalmente empregados dentro da zona quente.

Cuidados de Evacuação / Zona Fria

Os cuidados de evacuação / zona fria são a área onde nenhuma ameaça significativa é razoavelmente prevista e recursos médicos / de transporte adicionais podem ser organizados. Os cuidados de evacuação geralmente se enquadram nos protocolos locais, regionais ou estaduais estabelecidos (**Figura 1-2**).

Figura 1-2 Ameaça direta, ameaça indireta e cuidados de evacuação são comparados com as descrições de zona quente, zona morna e zona fria usadas pelo gerenciamento de emergência.
© Associação Nacional de Técnicos de Emergência Médica (NAEMT).

Tabela 1-1 fornece exemplos das diferentes zonas e fases de atendimento.

Tabela 1-1 Zonas e fases de atendimento	
Zona/Fase de Atendimento	**Exemplos**
Ameaça direta / zona quente	• Você está na linha de fogo direta de um atirador ativo. • Alguém está usando uma arma biológica e você está na zona de contaminação.
Ameaça indireta / zona morna	• Há um atirador ativo na área, mas você não está na linha de fogo.
Evacuação / zona fria	• Você está transportando vítimas do local de um ASHE para o hospital.

VERIFIQUE SEU CONHECIMENTO

O uso de dispositivos avançados para vias aéreas pode começar na zona _____.

a. ameaça direta / quente
b. ameaça indireta / morna
c. evacuação / fria
d. Todas as zonas

Metas do curso NAEMT TECC

Os objetivos do curso NAEMT para TECC são projetados para fornecer ao socorrista as melhores práticas baseadas em evidências ao responder a um ASHE com muitos pacientes:

- Avaliação rápida do paciente traumatizado
- Conhecimento do aluno em relação às habilidades de exame e diagnóstico
- Compreender as três fases do atendimento
- Melhorar a avaliação do aluno e o tratamento do paciente com trauma
- Aprimorando a competência do aluno em habilidades de intervenção pré-hospitalar em traumas em ambientes táticos
- Estabelecer a gestão do paciente com trauma multissistêmico, ao mesmo tempo que limita o risco de novas vítimas
- Promover uma abordagem comum para o início e transição do atendimento ao paciente traumatizado
- Fornecendo uma compreensão dos fatores táticos e ambientais no atendimento à vítima do trauma

Princípios Orientadores TECC

Responder e trabalhar em uma situação tática ASHE requer uma resposta diferente dos socorristas. As diretrizes C-TECC fornecem quatro princípios orientadores para os socorristas:

Módulo 1 Introdução ao atendimento tático a vítimas de emergência

Cenários de vítimas em eventos dinâmicos geralmente envolvem um problema médico e um problema tático

Nem todos os eventos táticos serão inicialmente despachados como um ASHE. Pode começar como um pedido de ambulância para uma "pessoa na rua". Um evento de vítimas em massa de "impacto repentino" é aquele que causa lesões traumáticas envolvendo queimaduras, fraturas, sangramento e trauma, bem como morte. Um evento convencional de vítimas em massa não contém nenhum elemento químico, biológico, radiológico ou nuclear (CBRN).

Um evento de "emergência" com vítimas em massa descreve um evento que gera centenas de vítimas, ocorre simultaneamente em vários locais ou envolve elementos CBRN. Um ataque ao estilo de Mumbai com terroristas saqueadores usando armas de alta potência correndo por uma cidade e criando vários locais de vítimas em massa é um exemplo extremo da dinâmica de um evento tático.

Melhor resultado possível para os feridos e a missão desejada: salvar o maior número possível de pessoas

Como socorrista, você está ciente das intervenções essenciais para manter uma vida. Trabalhar dentro de uma situação tática requer consciência situacional, triagem ativa e contínua de pacientes e um esforço multi organizacional para salvar o maior número de vítimas possível, sem morte ou ferimentos graves para os primeiros respondentes.

Uma boa medicina às vezes podem ser táticas ruins e táticas ruins podem fazer com que todos sejam mortos e / ou causar falha na missão

Nesses cenários, mantenha a segurança dos respondentes. Por exemplo, há poucos medicamentos administrados no atendimento de ameaças diretas / zona quente fora a aplicação do torniquete, devido ao risco de mais lesões tanto para a vítima quanto para o socorrista. O objetivo é mover rapidamente a vítima e o (s) cuidador (es) da zona quente / de cuidado com ameaças diretas para a zona morna / de cuidado com ameaças indiretas.

Uma intervenção clinicamente correta realizada na hora errada pode levar a vítimas adicionais

Operar em uma situação tática requer uma recalibração das prioridades e do tempo de atendimento médico. O cuidado mais complexo deve ser prestado no cuidado de evacuação / zona fria, pois a ameaça indireta / zona morna pode colapsar inesperadamente em uma ameaça direta / zona quente. Fornecer cuidados complexos na zona morna pode ser terrível tanto para o paciente quanto para os cuidadores.

Resposta e avaliação da cena de chegada

Ao responder a qualquer tipo de evento de emergência, sempre considere a possibilidade de perigos de ASHE até que possam ser descartados. Fique atento ao abordar o incidente para identificar quando as coisas "não parecem certas" ou são incomuns. Esteja preparado para recuar e procurar cobertura.

Se a equipe tem a primeira avaliação sobre a situação, forneça um relatório claro e conciso para informar sobre o que você observar na chegada. Vários pacientes, pacientes com traumas graves, as consequências de uma explosão ou a evidência de um atirador ativo são indicações de uma situação tática. Solicite recursos adicionais, tente identificar a natureza da ameaça e procure identificar a ameaça direta / zona quente.

A ameaça direta / zona quente representa o maior perigo para o socorrista e o paciente. Existe uma ameaça imediata de ferimentos adicionais ou morte. Se você descobrir que está na ameaça direta / zona quente durante a avaliação inicial da cena, saia imediatamente. Sua primeira prioridade é obter proteção. Um cuidador morto não oferece nenhum cuidado vital para as vítimas.

VERIFIQUE SEU CONHECIMENTO

Ao operar em uma situação tática, _____ às vezes pode ser _____ e causar falha na missão.

a. equipes de resposta; atacado
b. muitos paramédicos; descoordenado
c. boa medicina; táticas ruins
d. socorristas; sobrecarregado

Outros elementos que operam em um ambiente tático

Existem outros elementos focados em tarefas operando em um ambiente tático civil que você pode encontrar. A resposta local, regional e estadual a uma situação de ASHE continua a evoluir com base na experiência e na pesquisa de melhores práticas.

Força-Tarefa de Resgate

Uma força-tarefa de resgate (RTF) é uma unidade composta de recursos mistos (muitas vezes socorristas e profissionais das forças de segurança) que trabalham juntos para fornecer atendimento no ponto de ferimento para vítimas táticas, enquanto o socorrista tático trabalha para fornecer avaliação e tratamento para os respondentes.

A abordagem RTF começa com a suposição de que todo o edifício é uma ameaça direta / zona quente. O objetivo das forças de segurança é localizar imediatamente o atirador ou atiradores e neutralizar a ameaça o mais rápido possível, usando todos os recursos disponíveis. Durante esse esforço, os policiais estão protegendo seções do edifício. Uma vez que uma seção é protegida pela equipe policial, ela se torna uma ameaça indireta / zona morna. Os cuidadores do SME juntam-se à polícia nas zonas de ameaça indireta / morna para localizar e tratar as vítimas.

A meta para os socorristas é tratar as condições de risco de vida, estabilizar as vítimas e remover rapidamente as vítimas da ameaça indireta / zona morna para a zona fria. As vítimas feridas são tratadas à medida que são alcançadas pelos cuidadores do SME; não há triagem. As pessoas que podem andar sem assistência são orientadas a se afastarem por um corredor livre sob a direção da polícia (dentro das zonas mornas) (**Figura 1-3**).

Figura 1-3 Conduzindo o treinamento da força-tarefa de resgate.
© Megan Farmer / The World-Herald / AP Images.

Suporte médico de emergência tática

As equipes do TEMS abrangem o fornecimento de cuidados médicos preventivos, urgentes e emergentes durante operações especiais de aplicação da lei de alto risco, de duração prolongada e orientadas para a missão. Os socorristas estão integrados às equipes de operações especiais de aplicação da lei.

O provedor de TEMS atua como a consciência médica do comandante tático. A unidade de apoio médico fornece ao comandante tático conselhos e ações em tempo real com base em considerações situacionais. O provedor TEMS pode fornecer uma avaliação de ameaça médica de uma operação planejada.

Às vezes, os indivíduos feridos podem estar localizados em uma área inacessível para atendimento médico direto. A avaliação médica remota e o autocuidado dirigido pelo TEMS são responsabilidades do socorrista tático do EMS.

VERIFIQUE SEU CONHECIMENTO

_____ concentra-se no atendimento médico dos primeiros respondentes.

a. Ramo médico
b. Suporte médico de emergência tático
c. Força-tarefa de resgate
d. Médico da polícia

Resumo

O curso NAEMT TECC fornecerá a você um conjunto de diretrizes de tratamento de melhores práticas para atendimento ao trauma no ambiente pré-hospitalar de alta ameaça. O conteúdo do curso é desenvolvido para fornecer atendimento a todos os pacientes em um ambiente tático civil.

REFERÊNCIAS E RECURSOS

Associação Nacional de Técnicos de Emergência Médica. *PHTLS: Prehospital Trauma Life Support*. 9ª ed. Burlington, MA: Grupo de Segurança Pública; 2019.

As Academias Nacionais de Ciências, Engenharia, Medicina. Até 20 por cento das mortes por trauma nos EUA poderiam ser evitadas com melhores cuidados; integração dos sistemas militares e civis de atendimento ao trauma necessário para alcançar o objetivo nacional de zero mortes evitáveis após ferimentos. 17 de junho de 2016. http: //www8.nationalacademies .org / onpinews / newsitem.aspx? RecordID = 23511. Acessado em 6 de dezembro de 2018.

Módulo 2

Cuidados sob ameaça direta/zona quente

OBJETIVOS DA LIÇÃO

- Definir características de um ambiente de ameaça direta/zona quente.
- Discutir a lógica para intervenções médicas limitadas durante uma ameaça direta.
- Discutir como o tempo da missão e as habilidades afetam a ação do cuidador durante a fase de ameaça direta.
- Identificar técnicas de arrasto e transporte.
- Discutir a experiência militar com torniquetes e revisar o mecanismo de ação, colocação e técnicas de otimização para uso de torniquete no atendimento sob ameaça direta.

Cuidados sob ameaça direta/ zona quente

Módulo 2: O Atendimento sob Ameaça Direta/Zona Quente concentra-se nas operações táticas de atendimento de emergência (TECC) dentro da zona de ameaça direta/zona quente. Esta zona representa o maior perigo para o cuidador e o paciente, pois há uma ameaça imediata de ferimentos adicionais ou morte e a cena do incidente não é segura. A ênfase nesta zona está na supressão de ameaças, na prevenção de novas baixas, na extração de baixas da área de alto risco e na implementação do controle da hemorragia fatal de extremidade.

Operando na Zona de Ameaça Direta/Zona Quente

Eventos que requerem uma resposta TECC são imprevisíveis e evoluem rapidamente. Os profissionais devem antecipar que estão respondendo a uma situação dinâmica até que uma avaliação situacional no local seja concluída. Exemplos de ameaças diretas/condições de zona quente incluem um atirador ativo com um cenário aberto de tiro, trabalhando dentro de um edifício em ruínas, operando dentro de um alcance de explosão de um dispositivo explosivo, ou estando muito perto de uma fonte de radiação ou material perigoso. Além disso, às vezes uma cena segura de incidente pode se tornar insegura.

Muito pouco atendimento médico é prestado na zona de ameaça direta/quente. A ênfase é na identificação das ameaças, na transformação de áreas de ameaça direta/zona quente em zonas de ameaça indireta/zona morna e na remoção de vítimas para áreas de evacuação/zona fria.

Saia do X

Um objetivo imediato para os profissionais de atendimento que trabalham em uma zona de ameaça/quente é "sair do X". O X é a área onde um socorrista ou outro profissional está atualmente em pé, sentado, andando ou trabalhando que pode ser um alvo para a ameaça (por exemplo, na linha de fogo de um atirador ou dentro da zona de explosão de um dispositivo não detonado). Para o TECC, sair do X significa mitigar a causa da ameaça direta ou levar o paciente e os socorristas para uma área mais segura. Equipes do serviço de emergência médica que trabalhavam em torno dos distúrbios civis em Ferguson, Missouri, foram desafiadas com um X que continuou se movendo. Ou seja, eles estariam operando na zona fria cuidando de um paciente em uma casa; ao levar o paciente para a ambulância, de repente eles se encontravam em uma ameaça direta/zona quente porque os manifestantes tinham se movido.

Ambiente de ameaça em constante mudança

A análise pós-ação de situações táticas mostra que até que todas as ameaças sejam identificadas e neutralizadas, a cena do incidente permanecerá dinâmica, com mudanças bruscas na localização de ameaças e identificação de ameaças diretas/zonas quentes e ameaças indiretas/zonas quentes. Isso exigirá uma resposta imediata dos socorristas TECC para sair de zonas de ameaça direta/quente.

Controlar a hemorragia de extremidade com risco de vida é o único objetivo de cuidado clínico na zona de ameaça direta/quente. Como o outro objetivo é extrair vítimas da área de alto risco, o cuidado prestado precisa ser rápido e permitir um rápido movimento do paciente.

Fornecer cuidados adicionais na zona de ameaça indireta/morna pode ser interrompido se a área se tornar subitamente um cuidado de ameaça direta/zona quente. Os pacientes e os cuidadores da TECC precisam sair imediatamente da zona de atendimento direto à ameaça.

Cobertura versus ocultação

Sair do X pode significar procurar cobertura ou ocultação. *Cobertura* é qualquer coisa que pare as balas. Uma parede de concreto, um poste telefônico, um bloqueio de motor de um carro — todos esses são lugares onde você pode se esconder e saber que uma bala não passará por você. Pode-se dizer que a cobertura esconde e protege você de uma bala.

Ocultação não para balas. São coisas como portas de madeira ocas, cercas de madeira e portas de veículos. Uma bala passará por tudo isso e tem potencial para atingi-lo. Tudo o que a ocultação faz é escondê-lo da vista. Tenha em mente que toda a cobertura é ocultação, pois esconde você de ambas as balas e da vista, mas nem toda ocultação é cobertura (**Figura 2-1**).

Figura 2-1 A diferença entre ocultação e cobertura.
Cortesia CPL Matt Cain Ventura Departamento de Polícia.

Mitigação de Ameaças Diretas

O objetivo de uma situação de baixas táticas é cumprir a missão (mitigar a ameaça) com baixas mínimas e evitar que qualquer vítima tenha ferimentos adicionais. Técnicas de mitigação de ameaças são usadas para neutralizar a ameaça existente, como um atirador ativo, espaço confinado, materiais perigosos ou estrutura instável. O objetivo é o cessar o número de baixas.

A intervenção médica mais detalhada é adiada até que o paciente esteja fora da zona de ameaça direta/quente. O foco médico é parar a hemorragia externa com risco à vida. O foco tático é mover as vítimas da ameaça direta/zona quente para a zona de ameaça indireta/morna. Qualquer paciente que seja um oficial da lei ou outro socorrista é orientado a permanecer envolvido em qualquer operação tática que possa ocorrer nesta zona. Se for possível, o paciente é orientado a se deslocar para uma posição mais segura e aplicar princípios de auto-atendimento.

VERIFIQUE SEUS CONHECIMENTOS

A zona que representa o maior perigo para cuidador e paciente é a zona ___

a. tático
b. ameaça direta
c. ameaça indireta
d. cuidados de evacuação

Considerações de resgate

Cada missão TECC terá um ritmo, ou velocidade, de atividades. Muitos eventos TECC começam caoticamente à medida que os socorristas de várias organizações chegam, avaliam a situação e iniciam um plano de ação. A situação tática pode não permitir que você acesse uma vítima na zona de ameaça direta/quente. Isso exigirá o que é conhecido como uma metodologia de avaliação rápida e remota (Remote Assessment Methodology - RAM) e o desenvolvimento de um plano de tentativa de resgate. RAM é o processo de avaliação e prestação de ajuda para aqueles que estão fora do contato físico e visual direto do socorrista. Fornecer atendimento médico de emergência a pacientes em um ambiente de ameaça direta/zona quente é desafiador por inúmeras razões, incluindo a falta de ferramentas de diagnóstico avançadas, suprimentos limitados, a probabilidade de lesões graves, ambientes austeros e as complexidades únicas de estar sob fogo. Os cuidadores devem ser flexíveis, com a capacidade de se adaptar a situações inesperadas e realizar uma avaliação médica remota, que envolve avaliar um paciente sem poder visualizar o paciente. Binóculos, robôs e câmeras de vídeo são algumas das tecnologias disponíveis.

Metodologia de Avaliação Rápida e Remota

As avaliações médicas remotas são baseadas na RAM desenvolvida pelo programa de Apoio Médico Operacional Contra Narcóticos e Terrorismo (CONTOMS) na Universidade de Serviços Uniformizados das Ciências da Saúde, a faculdade de Medicina do Departamento de Defesa dos EUA. O principal objetivo deste algoritmo de avaliação é maximizar a oportunidade de retirar e tratar uma vítima recuperável, minimizando o risco para os socorristas de tentar um resgate desnecessário, e o algoritmo é mais aplicável durante a fase de ameaça direta/zona quente de cuidado(**Figura 2-2**). Resgates desnecessários se enquadram em duas categorias: (1) aquelas em que a vítima pode extrair a si mesma, e (2) aquelas em que a vítima já está morta (mais apropriadamente denominada "recuperação corporal"). A RAM fornece uma abordagem organizada para avaliar a totalidade das circunstâncias de uma posição protegida antes de recomendar uma tentativa de resgate ao comandante ou autoridade com jurisdição.

Figura 2-2 Fluxograma de metodologia de avaliação rápida e remota (RAM).
© Associação Nacional de Técnicos Médicos de Emergência (NAEMT).

O primeiro passo para realizar uma avaliação remota é determinar se a área está segura. Se for, o atendimento padrão em é apropriado depois de garantir que a vítima não pode prejudicar a equipe de suporte médico de emergência tática (TEMS). Se a área não estiver segura, use a inteligência disponível para determinar se a vítima é verdadeira ou de outra forma representa uma ameaça. Sob tais circunstâncias, *nenhuma intervenção médica adicional é indicada até que a ameaça tenha sido* controlada. Fazer o contrário pode comprometer a segurança de oficiais táticos, prestadores de serviços médicos de emergência (EMS) e partes inocentes. Se a vítima não for considerada inviável, uma avaliação remota deve ser iniciada para tentar avaliar a natureza do ferimento e a estabilidade da condição da vítima.

A observação remota é a primeira técnica a ser empregada durante a avaliação remota porque permite que os profissionais de serviços de emergência (EMS) reúnam informações sem revelar sua posição ou intenção à força hostil. A tecnologia disponível para equipes da SWAT pode melhorar a confiabilidade desta avaliação. Por exemplo, um bom par de binóculos ou óculos de visão noturna muitas vezes pode ajudar a verificar se a vítima está respirando, a frequência e a qualidade das respirações, a presença de hemorragia com risco à vida e a presença de lesões incompatíveis com a vida. Em tempo frio, uma zona de condensação respiratória pode ser vista frequentemente da boca da vítima se ela estiver respirando. Equipamentos de vigilância acústica, se disponíveis, podem ser implantados para detectar fala, gemidos e até sons respiratórios. A tecnologia de imagem térmica melhorou nos últimos anos e pode ser considerada para aplicação na RAM. Se essa tecnologia não estiver disponível, uma simples avaliação visual remota deve ser realizada.

Se a comunicação for possível com o paciente ou com alguém próximo ao paciente, o socorrista deve ser capaz de fazer perguntas e dar instruções usando linguagem simples e concisa, tomando cuidado especial para evitar a complexidade. Três competências são críticas. Estas incluem (1) a capacidade de manter a calma, (2) para evitar o uso de jargões médicos, e (3) completar uma avaliação completa usando os olhos, ouvidos e mãos de outro. Os cuidadores devem primeiro se apresentar e proporcionar tranquilidade. O cuidador pergunta à vítima ou pessoa próxima à vítima seu nome ou como ele ou ela deve ser abordado, e se ele ou ela tem algum treinamento médico ou de primeiros socorros prévio. Em seguida, o cuidador deve solicitar uma visão geral rápida do estado e da posição do paciente, tendo em vista o protocolo de avaliação MARCH. A sequência de MARCH é uma avaliação-chave no TECC e é abordada com mais detalhes posteriormente. Na realização de uma avaliação remota, o MARCH utiliza a seguinte sequência de áreas de avaliação:

- M - Controle de hemorragia maciça/massiva
  - A - viabilidade das vias aéreas
  - R Estado respiratório
  - C Status circulatório

- H Hipotermia/Lesão na cabeça

As principais considerações incluem se o paciente está ferido ou doente, presença de sangramento significativo, estado de respiração, presença de pulso e nível de consciência. A vítima ou pessoa próxima à vítima deve primeiro tratar quaisquer ferimentos fatais com intervenções de emergência, como a aplicação de torniquetes, abertura das vias aéreas e/ou ocluindo feridas no peito abertas, conforme necessário.

A habilidade de improvisar materiais pode salvar uma vida. O cuidador deve obter informações da vítima ou pessoa próxima à vítima sobre a presença de suprimentos médicos, kits de primeiros socorros e outros equipamentos não médicos acessíveis que possam ser usados para torniquetes e talas. Após a pesquisa e tratamento de MARCH, a vítima ou pessoa próxima à vítima deve ser submetida a uma rápida avaliação observando o maior número possível de achados físicos.

Uma retirada tática da vítima pode ser determinada como ótima pelo comandante a qualquer momento, mas a situação, não a estabilidade médica da vítima, deve informar principalmente esta decisão. Se a vítima for instável, o risco de extração deve ser ponderado contra os benefícios do acesso imediato aos cuidados médicos. Embora esta seja uma decisão de comando, o comandante dependerá fortemente da avaliação do provedor sobre a condição do paciente e da necessidade de extração imediata. Se a relação risco-benefício for suficientemente alta, a retirada pode prosseguir.

Embora o algoritmo pareça lógico, é crucial ter uma estrutura de decisão que promova uma boa avaliação antes que a emoção ultrapasse a razão e um resgate desnecessário seja arriscado. A experiência militar é repleta de exemplos de numerosas vítimas que foram incorridas na tentativa de recuperar um corpo ou resgatar uma vítima que eventualmente se levantou e correu para cobrir sem assistência.

Desempenho Operacional

Uma abordagem abrangente para situações táticas pode ser encontrada na National Fire Protection Association (NFPA) 3000 (PS): *Padrão para um Programa de Resposta a Eventos Ativos/Hostis (ASHER),* Edição 2018. A NFPA descreve o desempenho operacional como uma combinação de três fatores:

1. Disponibilidade/confiabilidade dos recursos. O pessoal treinado e especializado está facilmente disponível e pronto para responder? Dependência de um funcionário para ir a um armazém central para abrir o material de atendimento em massa pode não ser considerado um recurso disponível imediatamente e confiável.
2. Capacidade de gerência. Qual é a capacidade da organização e gerenciamento efetivamente num incidente de atirador ativo ou um incidente de evento hostil? Cada evento sucessivo cria lições aprendidas para essa área, assim como para outros.
3. Eficácia operacional. Isso é determinado pelas habilidades e prontidão das equipes. Por exemplo, o bombardeio de 1995 ao Edifício Murrah em Oklahoma City foi a primeira vez que todas as equipes de busca e resgate urbana financiadas pelo governo federal foram mobilizadas. Algumas equipes tiveram anos de experiência local e internacional, e outras estavam em sua primeira missão.

Os recursos (pessoal e equipamento) necessários para a resposta devem ser considerados versus os resultados potenciais, incluindo lesão civil e morte, lesão e morte de respondentes e perda de propriedade.

Opções de arrastar e transportar

O TECC cobre cinco opções de arrasto e transporte:

- Arrasto por uma pessoa
- Arrasto por duas pessoas
- Transporte lado a lado por duas pessoas
- Alça de extricação
- Transporte dianteiro/traseiro

Arrasto de uma pessoa

O arrasto de uma pessoa é o mais apropriado para mover uma pessoa com múltiplos ferimentos que não pode andar ou está inconsciente. O socorrista arrasta o paciente puxando a roupa na área do pescoço e ombro. Para realizar este arrasto, pegue roupas logo atrás do colarinho, use os braços para apoiar a cabeça do paciente e arraste o paciente para fora da zona de ameaça direta/quente**(Figura 2-3)**.

Figura 2-3 Arrasto de uma pessoa.
© Jones & Bartlett Learning. Cortesia do MIEMSS.

Arrasto por duas pessoas

O arrasto por duas pessoas é semelhante ao arrasto por uma pessoa**(Figura 2-4)**. Neste caso, dois socorristas agarram a roupa com uma mão para remover rapidamente a vítima em segurança. Os cuidadores devem fazer todos os esforços razoáveis para manter a coluna em alinhamento com o pescoço e a cabeça.

Figura 2-4 arrasto por duas pessoas.
Cortesia do Dr. Mel Otten.

Transporte lado a lado por duas pessoas

Os cuidadores embalam o paciente entre eles no transporte lado a lado por duas pessoas**(Figura 2-5)**.

- Comece ajoelhando-se ao lado do paciente perto dos quadris do paciente.
    - Elevar o paciente a uma posição sentada; os cuidadores ligam os braços atrás das costas do paciente.
    - Os cuidadores colocam os braços livres sob os joelhos do paciente e ligam os braços.
- Se possível, o paciente coloca os braços em volta dos pescoços dos cuidadores.

Figura 2-5 Transporte lado a lado.
© Jones & Bartlett Learning. Cortesia do MIEMSS.

Pack Strap/Hawes Carry – Alça de Extricação

Não utilize a Pack Strap/Hawes Carry se o paciente tiver o punho ou braço fraturado**(Figura 2-6)**. Usá-lo com um paciente inconsciente requer um segundo profissional para ajudar a posicionar a pessoa ferida ou doente em suas costas.

- Ter o paciente em pé ou ter um segundo atendente apoiando a pessoa.
    - Posicione-se de costas para a pessoa, costas retas, joelhos dobrados, para que seus ombros se encaixem nas axilas da pessoa.
    - Cruze os braços da pessoa na sua frente e segure os pulsos da pessoa. Incline-se ligeiramente para a frente e puxe a pessoa para cima e para suas costas. Levante-se e caminhe em segurança.
- Dependendo do tamanho da pessoa, você pode ser capaz de segurar os dois punho com uma mão, deixando sua outra mão livre para ajudar a manter o equilíbrio, abrir portas e remover obstruções.

Figura 2-6 Pack strap/Hawes carry.
© Jones & Bartlett Learning. Cortesia do MIEMSS.

Transporte fore/aft – dianteiro/traseiro

Dois socorristas são necessários para o transporte de dianteiro/traseiro. Um socorrista agarra as pernas do paciente e um socorrista agarra os antebraços/pulsos do paciente, atingindo sob as axilas por trás. Os cuidadores simultaneamente levantam o paciente e iniciam o transporte.

VERIFIQUE SEUS CONHECIMENTOS

Qual é um fator-chave da metodologia de avaliação remota (RAM)?

a. O cuidador está incorporado com a baixa até que a ameaça direta seja atenuada.
b. O cuidador não consegue obter orientação do controle médico on-line.
c. O cuidador não consegue tocar no paciente.
d. Enviar vídeo ao vivo da ameaça direta/zona quente para o setor médico

Intervenções médicas na Zona de Ameaça Direta/Zona Quente

Coloque o paciente na posição de recuperação

Um socorrista TECC na zona de ameaça direta/quente pode ter apenas tempo para colocar o paciente na posição de recuperação. Esta é uma variante da posição propensa de três quartos do corpo. Esta posição manterá passivamente uma via aérea aberta e permitirá que vômitos, sangue e secreções drenem das vias aéreas superiores. **(Figura 2-7)**.

Figura 2-7 Posição de recuperação.
© Jones & Bartlett Learning. Cortesia do MIEMSS.

Controlando hemorragia maciça

A única outra intervenção médica que ocorre dentro da ameaça direta/zona quente é controlar hemorragia maciça. A exsanguinação, o processo de drenagem ou perda de volume sanguíneo crítico, e hemorragia, uma perda de sangue de um vaso sanguíneo rompido, especialmente quando profuso, são responsáveis pela maior proporção de mortes por trauma no ambiente pré-hospitalar. A hemorragia também é responsável pelo maior número de mortes relacionadas ao trauma na primeira hora após a chegada a um centro de trauma, 80% das mortes em sala de cirurgia e 50% das mortes nas primeiras 24 horas de atendimento definitivo ao trauma.

A hemorragia arterial, particularmente quando ocorre proximal ao terço distal de uma extremidade, ou qualquer hemorragia arterial complicada ou venosa grave associada a um membro mutilado, representa uma ameaça de vida imediata. Aplique pressão direta na ferida ou direcione a vítima ou a pessoa ao seu lado para aplicar pressão. Em seguida, mande o paciente ou a pessoa ao lado aplicar um torniquete eficaz.

Se o sangramento for fatal, um torniquete deve ser colocado "alto e apertado" na virilha ou axila acima da lesão, diretamente na pele e livre de qualquer roupa. Deve ser colocado o mais adequado possível, com o máximo de folga removido da fita antes que o monilete seja apertado. Não mais do que três voltas (540 graus) do monilete devem ser realizadas para evitar deformar a estrutura base do dispositivo. Caso um torniquete não pare o sangramento, é aceitável e altamente recomendado usar torniquetes adicionais lado a lado até que o sangramento seja controlado, pois isso fornece compressão da artéria sobre uma área mais ampla.

Tipos de Torniquetes

Torniquete de aplicação de combate

O Combat Application Tourniquet (CAT) é uma ferramenta eficaz para ajudar a controlar a perda de sangue severa das extremidades do corpo. O CAT compreende cinco componentes **(Figura 2-8)**:

- Fivela do adaptador de fricção
- Haste monilete
- Clipe de monilete
- Cinta do monilete
- Banda omni-tape (auto-adesão)

Figura 2-8 Aplicativo de combate Torniquete (CAT).
Cortesia de Peter T. Pons, MD, FACEP.

Torniquete tático das Forças de Operações Especiais (SOFTT)

Tanto o SOFTT Gen 4 quanto o SOFTT Wide são torniquetes de alça que imitam a função de um torniquete tradicional **(Figura 2-9)**.

1. Puxe o torniquete sobre o membro e posicione-o entre a ferida e o corpo, 2 a 4 polegadas da borda do local da ferida.
2. Posicione a extremidade da correia na linha média da vítima e aperte a correia.
3. Gire a haste de alumínio até que a hemorragia seja controlada.
4. Coloque a extremidade sobressalente no clipe triangular que está no torniquete.
5. Aperte o parafuso de segurança.

Figura 2-9 Torniquete Tático das Forças de Operações Especiais (SOFTT) 4ª geração. Cortesia da TacMed Solutions.

Torniquete de emergência e militar (Pneumático)

Este torniquete pneumático funciona como um manguito de pressão arterial. Uma diferença é a bolsa de ar reforçada e o grampo que é usado para fixar o torniquete inflado. O propósito do dispositivo é manter a pressão sobre o membro uma vez que o grampo é bloqueado, fechando a conexão entre a bolsa e a bomba de mão. Ele pontua bem em estudos de eficácia de torniquete, mas é mais caro, volumoso e mais pesado do que os dispositivos estilo monilete. **(Figura 2-10)**.

Figura 2-10 Emergência e torniquete militar.
Reproduzido com permissão do Torniquete militar e de emergência, Delfi Medical. Recuperado de http://www.delfimedical.com/emergency-military-tourniquet/

Torniquete improvisado

Os torniquetes funcionam criando pressão circunferencial em torno de um membro que é maior do que a pressão sistólica presente nos vasos que correm perpendiculares ao torniquete. A aplicação de um torniquete proximal no local do sangramento serve para evitar maior fluxo sanguíneo no membro exposto, evitando assim hemorragia contínua **(Figura 2-11)**.

Figura 2-11 Pérolas de torniquete.

Ao fazer um torniquete improvisado, o material que gira em torno da extremidade deve ter de 5 a 8 cm (2 a 3 polegadas) de largura e tamanho suficiente para dar a volta ao membro e ser amarrado muito firmemente com um nó seguro. O torniquete deve ser aplicado à extremidade "alta e apertada" acima do local da ferida no nível da virilha na extremidade inferior e na axila na extremidade superior.

Uma haste rígida ou monilete é usada para apertar o material. Você precisará de um objeto rígido de 15 a 20 cm (6 a 8 polegadas) de comprimento para produzir a alavancagem mecânica necessária. A haste ou monilete é escorregado sob o material que circunda o membro e torcido até que o sangramento é interrompido e o pulso ausente. O monilete ou haste deve ser assegurado no lugar.

VERIFIQUE SEUS CONHECIMENTOS

Qual é a intervenção médica mais rápida enquanto opera em ameaça direta/zona quente?

a. Controle de hemorragia
b. Extricação rápida
c. Manutenção passiva das vias aéreas
d. Hipotensão tática

Resumo

- O objetivo tático principal é tirar as baixas da zona direta de ameaça/quente (sair do X).
- Os torniquetes são imediatamente usados para hemorragia descontrolada.
- Coloque as baixas em posição de recuperação após o sangramento ser controlado.

Estações de Habilidades

Casualty Drags and Carries

Arrasto por uma pessoa

1. Determine o transporte adequado para a situação tática, distância estimada e número de socorristas. Este arrasto é para curtas distâncias. Este arrasto pode ser alto ou baixo perfil.
2. Proteja a arma da vítima, conforme possível.
3. Segure a vítima por equipamento com uma ou duas mãos.
4. Comece a arrastar.

Arrasto por duas pessoas

1. Determine o transporte adequado para a situação tática, distância estimada e número de socorristas. Este arrasto pode ser alto ou baixo perfil.
2. Comunique o plano com o membro da equipe antes de tentar o arrasto.
3. Proteja a arma da vítima e outros equipamentos, conforme viável.
4. Cada membro assegura a vítima por equipamento com uma mão.
5. Comece a arrastar.

Transporte lado a lado por duas pessoas

1. Determine o transporte adequado para a situação tática, distância estimada e número de socorristas.
2. Comunique o plano com o membro da equipe antes de tentar o elevador.
3. Proteja a arma da vítima e outros equipamentos, conforme viável.
4. Se a baixa for de bruços, a vítima vai para trás.
5. Os socorristas colocam os braços das vítimas sobre os pescoços dos socorristas com a mão externa segurando o pulso da vítima.
6. Os socorristas usam mãos internas para proteger as baixas por cinto, calças ou armaduras.
7. Ao mesmo tempo, aumentar as baixas.
8. Dê um passo em frente com os pés da vítima arrastando para trás.
9. Comece a carregar.

Pack Strap/Hawes Carry

1. Determine o transporte adequado para a situação tática, distância estimada e número de socorristas.
2. Fixar a arma da vítima, se viável.
3. Se a vítima for capaz, a vítima enrole seus braços em volta do pescoço do socorrista.
4. O socorrista alcança o braço da vítima e segura o braço oposto da vítima logo acima do cotovelo.
5. Comece o transporte.

Transporte dianteiro/traseiro

1. Determine o transporte adequado para a situação tática, distância estimada e número de socorristas.
2. Comunique o plano com o membro da equipe antes de tentar o elevador.
3. Fixar a arma da vítima e outros equipamentos, conforme viável.
4. Se a vítima estiver em decúbito ventral, role ela para trás, e levante-a até a posição sentada.

5. Um socorrista agarra as pernas da vítima e um socorrista agarra os antebraços/pulsos da vítima, atingindo sob as axilas por trás.
6. Simultaneamente levante a vítima..
7. Comece a carregar.

Aplicação de torniquete

1. Remova o CAT ou o SOFTT da bolsa de transporte.
2. Deslize a extremidade através do laço da banda auto-aderente, ou enrole a faixa auto-adesiva em torno da extremidade e reconecte-a fivela do adaptador de fricção.
3. Posicione o torniquete no nível da virilha na extremidade inferior ou no nível da axila na extremidade superior.
4. Fixar o torniquete.
   - Se aplicada a uma ferida na perna, a faixa de auto-adesão deve ser roteada pelos dois lados da fivela adaptador de atrito e presa de volta em si mesma. Isso evitará que ele se solte ao torcer o clipe ou tri-ring (cat geração 6 ou mais antigos apenas).
5. Gire a haste até que o sangramento pare. Quando a situação tática permitir, certifique-se de que o pulso distal não é mais palpável.
6. Bloqueie a haste no lugar com o clipe ou tri-ring.
   NOTA: *Para maior segurança (e sempre antes de mover a vítima), proteja a haste de enrolar com a correia de enrolar. Para extremidades menores, continue a enrolar a banda auto-adesiva através do clipe do monilete e fixá-lo sob a fita do monilete.*
7. Segure a fita de tempo, puxe-a firmemente e adere ao Velcro no clipe do monilete (somente CAT).
8. A data e a hora da aplicação do torniquete são registradas quando taticamente viável.
   NOTA: *A situação tática e os protocolos locais ditam como uma ferida para uma vítima real é tratada e se a vítima seria transportada para tratamento definitivo.*

REFERÊNCIAS E RECURSOS

Callaway DW. Serviços médicos de emergência em desastres. Hogan DE, Burstein JL, eds. *Disaster Medicine*. 2nd ed. Philadelphia, PA: Lippincott, Williams e Wilkins; 2016:127-139.

Cloonan C. *Proceedings of the Third International Conference on Tactical Emergency Medical Support*. Bethesda, MD: Universidade de Serviços Uniformizados das Ciências da Saúde; 1999.

Anúncio de Fisher, Will G. Médico de combate da próxima geração. Cuidado com o comprador: selecionando seu próximo torniquete de transporte diário. https://nextgencombatmedic.com/2017/09/14/buyer -cuidado-selecionando-seu-diário-carry-torniquete/. 14 de setembro de 2017. Acessado em 6 de dezembro de 2018.

Kragh JF, O'Neill ML, Walters TJ, Dubick MA, Baer DG, Wade CE, Holcomb JB, Blackbourne LH. As lições do programa de torniquete de emergência militar aprendidas com dispositivos e desenhos. *Mil Med*. 2011;176(10):1144-1152.

Mack M, Springer B, Ten Eyck R. Medicine do outro lado da barricada. *MedEdPORTAL*. 2013;9:9332.

McKay S, Hoyne S. Alta ameaça extração imediata: o modelo da Equipe de Reação Imediata (IRT). Borda Tática. *Primavera* 2007:50-54.

Associação Nacional de Técnicos Médicos de Emergência. *PHTLS: Suporte de Vida de Trauma Pré-Hospitalar*. 9ª ed. Burlington, MA: Grupo de Segurança Pública; 2019.

Associação Nacional de Proteção contra Incêndios. *NFPA 300 (PS): Padrão para um programa de resposta a tiros ativo/hostil de eventos (ASHER)*. Quincy, MA: NFPA; 2018.

Shackelford SA, Butler FK Jr, Kragh JF Jr. et al. Otimização do uso de torniquetes de membros no atendimento tático de baixas de combate: as diretrizes do TCCC mudam 14-02. *J Spec Op Med*. 2015;15(1):17-31.

Módulo 3

Cuidados sob Ameaça Indireta / Zona morna: MARCH - Avaliação do paciente e intervenções de hemorragia maciça

OBJETIVOS DO MÓDULO
- Discutir a transição dinâmica dos cuidados sob ameaça direta para os cuidados sob ameaça indireta.
- Descrever a necessidade de remoção da arma de vítimas com estado mental alterado.
- Identificar etapas na avaliação MARCH.
- Explicar a metodologia Primária, Alternativa, Contingência e Emergência (PACE).
- Demonstrar o método de controle de hemorragia mais apropriado com base na avaliação física e recursos.
- Demonstrar a aplicação segura e eficaz de torniquetes juncionais e em locais anatômicos não passíveis de colocação de torniquete.
- Demonstrar aplicação segura e eficaz de curativos compressivos e hemostáticos.

Cuidado sob ameaça indireta / zona morna

O cuidado sob ameaça indireta / zona morna envolve o fornecimento de intervenções médicas definitivas que salvam vidas em uma área de relativa segurança que foi liberada, mas não protegida. Isso significa que ainda existe uma ameaça absoluta, mas não é iminente.

A natureza dinâmica de uma situação tática significa que os cuidados sob ameaça indireta / zona morna não é uma área fixa. Esta zona pode se deteriorar rapidamente em uma ameaça direta / zona quente devido ao movimento de um atirador ativo, identificação de outra ameaça à vida, instabilidade estrutural, desenvolvimento rápido de fogo ou explosão. Ao operar na ameaça indireta / zona morna, o provedor de atendimento tático a vítimas de emergência (TECC) deve estar alerta às mudanças na segurança da situação e estar preparado para mover-se imediatamente para uma área mais segura.

Seu primeiro contato com o paciente pode ser na ameaça indireta / zona morna ou com um paciente que foi rapidamente removido da ameaça direta / zona quente. Os pacientes evacuados do dos cuidados sob ameaça direta / zona quente podem não ter recebido nenhuma intervenção médica ou ter recebido apenas uma intervenção inicial para controlar a hemorragia maciça.

Segurança da cena

Fornecer cuidados ao paciente na zona morna requer uma análise de risco-benefício constante, bem como consciência situacional dos arredores e da condição clínica do paciente. Um componente vital da operação na ameaça indireta / zona morna é garantir e confiar no comando e controle conjuntos de todas as disciplinas envolvidas em um incidente.

Os eventos de atirador ativos que não são mitigados fornecem uma situação particularmente perigosa, pois o atirador ou atiradores podem permanecer móveis. Os cuidadores podem se descobrir repentinamente operando "no X", isto é, dentro de uma ameaça direta / zona quente, quando o atirador ativo se move. Isso significa que os cuidadores precisam trabalhar como parte de uma equipe maior, sem freelance. Isso também ajudará a prevenir incidentes de fogo.

Eventos com vítimas em massa podem exigir recursos técnicos de resgate para forçar a abertura de portas e paredes de culatra para resgatar e extrair vítimas. Por exemplo, durante o evento do clube noturno Pulse de 2016, a equipe de armas e táticas especiais (SWAT) de Orlando violou a parede traseira para estabelecer um caminho de saída para frequentadores do clubes presos. O equipe de bombeiros, resgate de saúde deve utilizar sua experiência de acesso e resgate em um esforço colaborativo para resgatar e extrair vítimas ao desenvolver opções de saída da ameaça indireta / zona morna. Estabeleça o caminho mais seguro e rápido para ir da ameaça indireta / zona morna para a evacuação / zona fria.

Resposta Assimétrica

Você pode precisar considerar um caminho de resgate "assimétrico" para aumentar a segurança do socorrista e a velocidade de extração. Ou seja, a rota mais direta e segura pode não ser ao longo de corredores convencionais ou ser a rota mais óbvia. Por exemplo, uma janela é mais conveniente do que uma porta? Você deve procurar rotas de extração rápidas, mas eficazes, ao mesmo tempo que se mantém afastado de ameaças e mantém cobertura. Lembre-se de que a maneira como você entrou pode não ser a melhor maneira de sair.

As ações devem ser comunicadas e coordenadas com o comando unificado para evitar fogo amigo ou consequências não intencionais **(Figura 3-1)**.

Figura 3-1 Considere o resgate "assimétrico" para aumentar a segurança do provedor e a velocidade de extração.
© David Becker / Getty Images News / Getty Images.

Gestão de Ameaças

Duas situações especiais requerem uma resposta específica dos cuidadores TECC durante uma operação. Policiais feridos e oficiais militares com estado mental alterado devem ter suas armas e equipamentos de comunicação protegidos pelas autoridades competentes. O estado mental alterado pode ser devido a choque, hipóxia, lesão cerebral traumática e medicamentos para a dor. Na caótica "névoa de resposta", um profissional armado sofrendo de um nível alterado de consciência é um risco operacional e de segurança. Ou seja, o profissional armado pode interpretar as ações do socorrista como uma agressão com risco de vida e pode responder com força mortal. Nesta situação, o representante da agência apropriado e autorizado deve proteger as armas e equipamentos de comunicação da vítima (de modo que um profissional ferido com um estado mental alterado não possa se comunicar com o comando do incidente) **(Figura 3-2)**.

Figura 3-2 Proteja armas e equipamentos de comunicação de um oficial com estado mental alterado.
© Omar Havana / Getty Images News / Getty Images.

Armas e dispositivos perigosos podem ser descobertos durante as operações. Representantes apropriados, treinados e autorizados devem proteger as armas e dispositivos. A função dos cuidadores TECC é identificar, isolar e relatar armas descobertas.

> ## VERIFIQUE SEU CONHECIMENTO
>
> **A aplicação de um jato de água pela mangueira de bombeiros para obscurecer ou interferir na linha de visão de um atirador ativo é um exemplo de:**
>
> **a.** freelancing.
> **b.** respondendo com uma resposta esmagadora.
> **c.** resposta assimétrica.
> **d.** fortificação do corredor de resgate.

Avaliação e prioridades de intervenção

O protocolo de avaliação e tratamento MARCH é um elemento central do TECC. É um acrônimo simples para lembrar as etapas necessárias em prioridade para salvar vidas após uma explosão ou ferimentos penetrantes: Hemorragia maciça, Via Aérea, Respiração, Circulação e Cabeça / Hipotermia.

O protocolo MARCH fornece uma avaliação do paciente e um mapa de tratamento. O objetivo do protocolo MARCH é atrasar a morte de uma vítima por tempo suficiente para receber cuidados em nível hospitalar. Depois que o 75º Regimento de Rangers do Comando de Operações Especiais do Exército dos EUA foi treinado em Assistência a Baixas em Combate Tático (TCCC) e a avaliação de MARCH, o número de mortes evitáveis no campo de batalha caiu da média em todo o serviço de 24% para 3%. Parar uma hemorragia maciça salvou vidas.

Avaliação de sangramento

O primeiro passo na avaliação MARCH é identificar hemorragia maciça. Essa avaliação começa quando você se aproxima do paciente. Se o paciente estiver consciente, explique o que você está prestes a fazer. Examine a área para identificar armas que possam estar nas mãos do paciente ou ao alcance imediato. Identifique visualmente todas as fontes de hemorragia. O paciente pode estar deitado sobre a principal fonte de hemorragia ou pode estar escondido pelas roupas do paciente. As feridas que danificam os vasos sanguíneos principais (subclávia, axilar, braquial, radial, carótida, femoral ou poplíteo) podem causar sangramento **(Figura 3-3)**.

Figura 3-3 Potencial perda de sangue de várias partes do corpo. Cada garrafa equivale a 1 litro (473 ml).
© Jones e Bartlett Learning.

As varreduras de sangue são realizadas passando ambas as mãos sobre todo o corpo da vítima. Trabalhe da cabeça aos pés, parando a cada poucos centímetros para verificar se há sinais de sangue nas luvas, assim você poderá localizar os ferimentos rapidamente e resolver os problemas que eles podem apresentar muito mais rapidamente. A varredura de sangue é mais frequentemente realizada na zona morna.

As varreduras de sangue só funcionam bem com luvas limpas, hemorragia grave e luz. Arrastar significa avaliar espalhando os dedos e curvando-os para dentro, parecendo um ancinho que você usaria para remover as folhas de um gramado. Seus dedos irão detectar feridas que podem passar despercebidas sob roupas ensanguentadas. Exponha e acesse cada ferida encontrada.

Uma avaliação de varredura de sangue é semelhante à avaliação secundária física da cabeça aos pés do socorrista. A situação tática determinará o quanto de avaliação você pode fazer enquanto estiver na ameaça indireta / zona morna. A prioridade da varredura e limpeza de sangue é identificar todos os locais de hemorragia.

- Palpe o topo e a parte de trás da cabeça primeiro. Verifique se há vestígios de sangue nas mãos enluvadas. Observe as orelhas, nariz, boca e olhos para ver se há sinais de sangramento.
- Mova as mãos enluvadas para passar a parte de trás do pescoço enquanto observa a localização e a condição da garganta.
- Assim como em uma pesquisa de trauma pré-hospitalar, se você estiver na zona fria, remova as roupas se possível e palpe cada braço individualmente. Varra do ombro ao cotovelo, parando para inspecionar as mãos enluvadas em busca de vestígios de sangue. Continue do cotovelo aos dedos e faça uma segunda inspeção das mãos enluvadas.
- Inspecione o tronco voltando para os ombros e palpando o tórax e o abdômen. Se for clinicamente apropriado e taticamente possível, arraste a vítima em sua direção para visualizar e palpar as costas. Se não for possível rolar o paciente, palpe as costas colocando as mãos enluvadas sob o paciente.
- Palpe a pelve e as nádegas.
- Pegue cada perna e palpe individualmente, começando pela prega inguinal e descendo até o joelho, parando para inspecionar as mãos enluvadas em busca de vestígios de sangue. Retome a palpação do joelho aos dedos dos pés.

Controle todas as feridas hemorrágicas descobertas durante o procedimento de varredura e limpeza do sangue. Uma estimativa no local da perda de sangue é notavelmente pobre, com 87% dos cuidadores subestimando a quantidade de sangue perdido e se tornando mais imprecisa conforme a quantidade de sangue no chão aumenta. No ambiente TECC, o foco é parar o sangramento e controlar as condições de risco de vida até que o paciente chegue às intervenções de nível hospitalar.

> **VERIFIQUE SEU CONHECIMENTO**
>
> O que significa "varrer" durante uma varredura de sangue?
>
> a. Remover todas as roupas durante a avaliação
> b. Espalhando os dedos das mãos enluvadas e usando os dedos para palpar o paciente
> c. Fechando a mão enluvada em punho e usando as junções dos dedos para palpar o paciente
> d. Colocando os dedos da mão enluvada em um "V" e batendo vigorosamente no paciente

Plano de intervenção progressivo e agressivo

De acordo com o American College of Surgeons, o sangramento não controlado é a causa número um de morte evitável por trauma. Portanto, controlar a hemorragia o mais cedo possível é um componente crítico tanto da medicina operacional quanto do gerenciamento de traumas. Em ambientes ASHE (Active Shooter/Hostile Event), a criticidade do controle de hemorragia deve ser equilibrada com as avaliações de risco operacional. Uma ferramenta de planejamento que pode ser usada quando confrontado com as necessidades de cuidados clínicos em um ambiente tático é a metodologia PACE de quatro etapas. Um cuidador TECC categoriza o plano clínico com base na situação tática, condição do paciente, equipamento disponível e equipe disponível:

- **Plano primário:** a técnica de cuidado clínico preferida
- **Plano alternativo:** uma técnica de cuidado clínico que deve produzir o mesmo resultado que o plano principal
- **Plano de contingência:** uma técnica de backup que não é tão eficaz quanto o plano clínico primário ou alternativo.
- **Plano de Emergência:** Quando os planos principal, alternativo e de contingência falham, ou ocorre uma mudança repentina na situação tática que requer uma evacuação imediata. Essa técnica é utilizada para atender ao objetivo primário da meta de atendimento clínico até que o cuidador do TECC e o paciente possam chegar a uma área de segurança com mais recursos.

A metodologia PACE pode ser uma ferramenta valiosa para o controle de hemorragia.

- **Primário:** Torniquete
- **Alternativa:** pressão direta
- **Contingência:** embalagem da ferida, torniquete juncional
- **Emergência:** Pressão manual até o paciente chegar ao atendimento definitivo

Os torniquetes são a intervenção mais eficaz e rápida disponível. Os curativos hemostáticos requerem de 3 a 5 minutos de pressão contínua. Outras técnicas e ferramentas são descritas nas seções a seguir.

Pressão Direta

O objetivo é interromper ou reduzir significativamente a perda de sangue pela lesão hemorrágica. A pressão direta oclui os vasos sanguíneos e auxilia no desencadeamento da cascata de coagulação **(Figura 3-4)**.

Figura 3-4 Aplicação de pressão direta na ferida.
Cortesia de Rhonda Hunt.

A pressão direta é uma medida temporária, embora conveniente, para interromper o sangramento carotídeo e femoral que requer cuidados mais definitivos quando taticamente possível. A pressão deve ser mantida por pelo menos 3 minutos antes de determinar se é eficaz. Não libere a pressão direta até que esteja preparado para controlar o sangramento com meios adicionais. Considere concentrar sua pressão direta no vaso lesionado ou ferimento, usando dois dedos em vez da palma da mão inteira. Se você não tiver a mão livre ou precisar delas para outra intervenção, usar o joelho ou o cotovelo pode funcionar. Se você precisar mover sua vítima, considere o uso de uma combinação de um curativo de pressão firme acrescido de pressão manual.

VERIFIQUE SEU CONHECIMENTO

Ao usar a metodologia PACE no controle hemorrágico, o tamponamento da ferida seria um exemplo de qual etapa?

a. Primário
b. Alternativo
c. Contingência
d. Emergência

Torniquetes de extremidades

A rápida perda de sangue leva a choque hemorrágico irreversível e sangramento. Existem quatro classes de choque hemorrágico:

- **Classe I:** perda de até 15% do volume de sangue, 750 mililitros (ml) em um adulto
- **Classe II:** perda de 15% a 30% do volume de sangue, 750 ml a 1.500 ml em um adulto
- **Classe III:** perda de 30% a 40% do volume de sangue, 1.500 ml a 2.000 ml em um adulto
- **Classe IV:** perda de mais de 40% do volume de sangue, maior que 2.000 ml em um adulto

Os pacientes Classe III apresentam sinais clássicos de choque e precisarão de reanimação com fluidos assim que todas as fontes de hemorragia forem controladas. Os pacientes classe IV têm minutos de vida e requerem controle imediato da hemorragia e ressuscitação agressiva (**Tabela 3-1**).

Tabela 3-1 Classificação de choque hemorrágico

	Classe I	Classe II	Classe III	Classe IV
Perda de sangue (ml)	<750	750–1,500	1,500–2,000	>2,000
Perda de sangue (% volume sanguíneo)	<15%	15–30%	30–40%	>40%
Frequência de Pulso	<100	100–120	120–140	>140
Pressão arterial	Normal	Normal	Diminuída	Diminuída
Pressão de pulso (mm Hg)	Normal ou aumentada	Diminuída	Diminuída	Diminuída
Frequência ventilatória	14–20	20–30	30–40	>35
Sistema nervoso central / estado mental	Levemente ansioso	Suavemente ansioso	Ansioso, confuso	Confuso, letárgico
Reposição de fluido	Cristalóide	Cristalóide	Cristalóide e sangue	Cristalóide e sangue

Nota: Os valores e descrições dos critérios listados para essas classes de choque não devem ser interpretados como determinantes absolutos da classe de choque, pois existe uma sobreposição significativa.

Fonte: Comitê de Trauma do American College of Surgeons (ACS). Suporte Avançado de Vida em Trauma para Médicos: Manual do Curso do Aluno. 8ª ed. Chicago, IL: ACS; 2008

Otimização de torniquete

Uma lição que salva vidas da experiência militar é que a aplicação precoce de torniquetes salva vidas ao desacelerar a progressão do choque hemorrágico e sangramento. Trauma penetrante de alta velocidade e lesão por explosão são comuns em combate militar, resultando em ferimentos extensos e extremidades mutiladas. Alteração das Diretrizes da TCCC 14-02 cita estudos de Kragh et al. que quando um torniquete é colocado precocemente em uma vítima de combate, antes do início do choque hemorrágico, há uma mortalidade de 10%. Quando um torniquete é colocado após os sinais de choque estarem presentes, conforme descrito em uma condição de choque hemorrágico de Classe III ou Classe IV, a mortalidade é de 90%.

Torniquetes aplicados apressadamente sobre a roupa na zona de ameaça direta / zona quente podem não atingir a pressão adequada para obstruir o fluxo sanguíneo arterial. O movimento rápido e saltitante da vítima para um local mais seguro pode desalojar o torniquete. Os espasmos musculares associados a ossos longos fraturados e crepitação também podem soltar um torniquete. Os cuidados com o trauma e a ressuscitação com fluidos elevarão a pressão arterial do paciente, resultando em um novo sangramento.

Os cuidadores precisam avaliar a eficácia do torniquete após cada movimento do paciente, bem como durante as reavaliações da cabeça aos pés. Pode ser necessário adicionar um segundo torniquete se o primeiro for ineficaz. Uma prática anterior de afrouxar um torniquete a cada 10 a 15 minutos para preservar o membro demonstrou aumentar o choque hemorrágico sem nenhum benefício para o membro. Assim que o torniquete estiver bem colocado, ele precisa permanecer seguro. Uma observação importante: nunca use um torniquete de treinamento operacionalmente. Os torniquetes usados no treinamento de campo podem ficar esticados ou desgastados e não são mais eficazes em vítimas reais.

Torniquetes Venosos

Uma situação de torniquete venoso ocorre quando há pressão suficiente para interromper o fluxo de sangue venoso, mas não o fluxo de sangue arterial. O paciente ainda terá pulso distal. A extremidade ficará cheia de sangue venoso e inchará. Este é um torniquete ineficaz, porque o sangramento da ferida não é controlado. Em algumas situações, o impacto de um torniquete venoso pode aumentar o sangramento hemorrágico.

Um sinal de torniquete venoso é inchaço no membro. Essa retenção de sangue venoso no membro pode contribuir para o risco de síndrome compartimental, que ocorre quando uma extremidade é comprometida pelo aumento da pressão dentro do membro.

Contradições da conversão de torniquete

A conversão é o processo deliberado de tentar trocar um torniquete por um agente hemostático ou curativo compressivo. Os torniquetes causam lesão por pressão no tecido que está sendo comprimido diretamente e lesão isquêmica no tecido que não é mais perfundido. Uma vez que o paciente esteja na zona de evacuação / fria, uma avaliação detalhada de todas as feridas e torniquetes é realizada. Em ambientes de combate, se a evacuação para o atendimento definitivo em nível hospitalar for significativamente superior a 2 horas, os médicos militares avaliam o uso de curativos hemostáticos com pressão direta na hemorragia compressível que não requer torniquete.

A experiência dos militares é que pode haver complicações com a aplicação inadequada de torniquetes, resultando em torniquetes venosos e danos mecânicos aos tecidos. Os torniquetes que são aplicados na zona de ameaça direta / quente podem ser aplicados em feridas que não requerem torniquetes para o controle definitivo da hemorragia. Se o médico treinado examinar a ferida em condições mais seguras e determinar que um torniquete não é necessário, ele deve aplicar um curativo compresssivo apropriado e liberar o torniquete lentamente, avaliando cuidadosamente a extremidade para reperfusão adequada e / ou sinais de síndrome compartimental ou comprometimento vascular.

A seguir estão as contra-indicações para a conversão do torniquete:

- O paciente pode chegar a um recurso médico hospitalar em 2 horas.
- O paciente apresenta sinais de choque.
- O torniquete é aplicado na amputação parcial ou total do membro.
- O paciente tem lesões multissistêmicas.

> **VERIFIQUE SEU CONHECIMENTO**
>
> **Quando é indicada a conversão do torniquete?**
>
> a. A evacuação para cuidados de nível hospitalar é superior a 2 horas.
> b. O paciente apresenta sinais de lesão cerebral traumática.
> c. O paciente está hipotenso.
> d. Membro inchado.

Hemorragia Juncional

Lesões vasculares principais no pescoço, axila e virilha (isto é, zonas juncionais) não são passíveis de aplicação de torniquete e curativos compressivos eficazes são frequentemente extremamente difíceis de aplicar. O uso de dispositivos explosivos improvisados (IEDS - improvised explosive devices) aumentou a experiência dos militares no tratamento de hemorragia juncional. Tem havido um aumento na ocorrência de IEDs em ambientes civis.

Torniquetes Juncionais

A hemorragia juncional ocorre na junção de uma extremidade com o torso do corpo em uma localização anatômica que impede o uso eficaz de um torniquete de extremidade para controlar o sangramento. A hemorragia juncional inclui sangramento na virilha, nádegas, áreas glúteas e pélvicas, períneo, axila e cintura escapular e na base do pescoço.

A letalidade das lesões de membros é menor do que nas áreas juncionais, pois a hemorragia é mais lenta devido ao menor tamanho dos vasos lesados. A hemorragia juncional também inclui sangramento de extremidades em locais onde o torniquete não funcionaria. A hemorragia juncional é uma hemorragia compressível, que pode ser controlada no ambiente pré-hospitalar. O Comitê de TCCC recomenda três torniquetes juncionais, discutidos a seguir.

Combat Ready Clamp (CRoC)

O Combat Ready Clamp (CRoC) é um torniquete de junção que foi projetado para exercer pressão diretamente sobre uma ferida ou indiretamente sobre as áreas de junção inguinal ou axilar para obstruir os vasos sanguíneos subjacentes e, assim, interromper a hemorragia. Também foi autorizado pela Food and Drug Administration (FDA) dos Estados Unidos para uso no controle de hemorragia axilar **(Figura 3-5)**.

Figura 3-5 O Combat Ready Clamp (CRoC).
Reproduzido com permissão da Combat Medical. Obtido em https://combatmedical.com/shop/prod_march/prod_massivehemorrhage / prod_massivehem_croc /

A ferramenta de tratamento de emergência juncional

A Ferramenta de Tratamento de Emergência Juncional (JETT - Junctional Emergency Treatment Tool) incorpora um guincho, muito parecido com o Torniquete de Aplicação de Combate ou Torniquete Tático das Forças de Operações Especiais, mas foi projetado para comprimir a hemorragia juncional. O JETT incorpora uma aplicação de cinta pélvica, bem como almofadas bilaterais que são projetadas para obstruir o fluxo sanguíneo da artéria femoral para as extremidades inferiores. Quando usado no lugar da pressão manual, o dispositivo libera os profissionais de saúde para atender outras vítimas. Os componentes do JETT incluem um conjunto de cinto, duas almofadas de pressão trapezoidais e alças em T roscadas. O JETT não deve ser aplicado em nenhuma vítima por mais de 4 horas **(Figura 3-6)**.

Figura 3-6 Ferramenta de Tratamento de Emergência Juncional (JETT).
Reproduzido com permissão da North American Rescue. Obtido em https://www.narescue.com/junctional-emergency-treatment-tool-jett

Torniquete juncional SAM

O SAM Junctional Tourniquet (SJT) é projetado para controlar a hemorragia em áreas onde o sangramento não é amenizado com torniquetes padrão. Os exemplos incluem IED ou lesões por explosão ou amputações de alto nível. Os componentes do SJT incluem um cinto e duas bolsas infláveis pressurizadas chamadas dispositivos de compressão de alvo (TCDs - target compression devices). O TCD é colocado no local da lesão ou próximo a ele e inflado até que a artéria seja comprimida o suficiente para interromper o sangramento. Se necessário, ambos os TCDs podem ser usados para obstruir o fluxo sanguíneo bilateralmente.

O FDA liberou o SJT para estabilizar fraturas pélvicas, bem como para controlar sangramento juncional na área axilar. Tal como acontece com o JETT, o tempo de aplicação não deve exceder 4 horas **(Figura 3-7)**.

Figura 3-7 Torniquete Juncional SAM (SJT).
Reproduzido com permissão de SAM Medical, SAM Junctional Tourniquet. Obtido em
https://www.sammedical.com / products / sam-sjt

Curativos Hemostáticos

Curativos hemostáticos usados pelas forças militares demonstram controle de sangramento bem-sucedido em lesões juncionais e em qualquer local de hemorragia onde um torniquete não possa ser aplicado com eficácia. Esses agentes têm propriedades físicas que os permitem aderir ao tecido danificado e selar os vasos sanguíneos rompidos ou melhorar os mecanismos naturais de coagulação do sangue para acelerar a formação do coágulo e produzir um coágulo fortalecido.

O aumento da formação de coágulos pode ser alcançado por meio de dois mecanismos: (1) concentração de elementos de coagulação na ferida por meio da rápida absorção de água do sangue ou (2) reações químicas que estimulam a via de coagulação intrínseca. O agente ideal deve parar o sangramento em 2 minutos ou menos, não causar toxicidade ao tecido circundante, não causar dor ou lesão térmica, estar pronto para uso com pouco treinamento, ser facilmente aplicado em condições extremas, ajustar-se a feridas complexas, ser facilmente removido do feridas, têm uma longa vida útil e serem econômicas.

A Combat Gauze, um agente de embalagem de gaze impregnada de kaolin, é o principal agente hemostático recomendado pelo Committee on TCCC. O kaolin é um tipo de argila branca e macia que, quando aplicado em feridas por meio de gaze compactada, ativa o fator XII, acelerando assim a capacidade natural de coagulação do corpo.

Muitas unidades TECC utilizam um dos dois produtos de gaze à base de quitosana (Chitogauze e Celox Gauze) com resultados igualmente bem-sucedidos. A quitosana é um açúcar extraído da casca do caranguejo, da lagosta, do camarão e de outros crustáceos. Esses agentes hemostáticos não se destinam à simples aplicação tópica. Portanto, os diretores médicos devem garantir que os protocolos táticos apropriados de tamponamento da ferida estejam em vigor e que os profissionais tenham sido devidamente treinados no uso de agente hemostático.

Instruções da Combate Gauze

Use as seguintes etapas para aplicar a Combat Gauze **(Figura 3-8)**:

- Abra a roupa ao redor da ferida.
- Se possível, remova o excesso de sangue acumulado da ferida enquanto preserva os coágulos já formados na ferida.
- Localize a fonte do sangramento mais ativo.
- Acondicione a gaze de combate firmemente na ferida e diretamente na fonte de sangramento.
- Vários pacotes de gaze podem ser necessários para conter adequadamente o fluxo sanguíneo.
- A gaze de combate pode ser reacondicionada ou ajustada na ferida para garantir o posicionamento adequado.
- Aplique pressão rapidamente até que o sangramento pare.
- Mantenha pressão contínua por 3 minutos.
- Reavalie para garantir que o sangramento seja controlado.
- A gaze de combate pode ser reacondicionada ou uma segunda gaze usada se a aplicação inicial falhar em fornecer hemostasia.
- Deixe a Combat Gauze no lugar.
- Enrole para proteger com eficácia o curativo na ferida.
- Não remova a bandagem ou gaze de combate.
- Reavalie frequentemente para monitorar sangramento recorrente.

Figura 3-8 Acondicionamento adequado da ferida com gaze de combate.

© Jones e Bartlett Learning. Fotografado por Darren Stahlman.

Algumas hemorragias juncionais podem não ser controláveis com torniquetes, curativos compressivos ou agentes hemostáticos. Se a situação tática é tal que o socorrista não pode manter pressão manual direta prolongada, um dispositivo mecânico, como um dos torniquetes de junção listados aqui, pode ser usado para atingir pressão direta prolongada. O C-TECC recomenda selecionar os dispositivos que foram avaliados clinicamente e receberam a aprovação do FDA ao considerar esses dispositivos para protocolos táticos.

> **VERIFIQUE SEU CONHECIMENTO**
> Depois de colocar a Combat Gauze em uma ferida e aplicar pressão até que o sangramento pare, você precisa manter uma pressão contínua por pelo menos _____ minutos.
> a. 15
> b. 10
> c. 8
> d. 3

Resumo

- Esta lição trabalhou com a metodologia PACE para um plano de intervenção progressivo e agressivo de hemorragia maciça.
- As intervenções de controle de hemorragia maciça precisam corresponder à situação dinâmica e às fases do atendimento.
- Você pode precisar tomar medidas imediatas se a ameaça indireta se tornar uma situação de ameaça direta.
- Os torniquetes são o primeiro recurso para o controle de hemorragias maciças nas extremidades.
- A hemorragia juncional apresenta desafios únicos para os socorristas e benefícios da metodologia PACE.
- Os curativos hemostáticos são um recurso valioso para controlar a hemorragia juncional.

Estações de habilidade

Hemorragia Juncional

Hemorragia inguinal

1. Exponha a área da virilha ou certifique-se de que os bolsos da vítima estão vazios.
2. Deslize o torniquete de junção SAM por baixo da vítima.
3. Posicione o dispositivo de compressão alvo (TCD - target compression device) sobre o ponto de pulso femoral logo abaixo do ligamento inguinal.
4. Coloque um curativo hemostático (ou gaze esterilizada) diretamente sobre a ferida.
5. Segure o TCD no lugar e conecte o cinto encaixando a fivela.
6. Afaste as alças marrons uma da outra até que a fivela se fixe. Você ouvirá um clique audível. Prenda o excesso de cinto no lugar, pressionando-o para baixo no velcro. Você pode ouvir um segundo clique quando o cinto estiver preso.
7. Use a bomba manual para inflar o TCD até que a hemorragia pare. Neste exercício, o participante verbalizará tanto o inflamento do TCD quanto a verificação do controle da hemorragia.
8. Monitore a vítima durante o transporte para controle de hemorragia e ajuste o dispositivo se necessário.

Hemorragia Axilar

1. Prepare o Torniquete de junção SAM (SJT) fixando o extensor pressionando o extensor no Velcro marrom.
2. Aplique o SJT na vítima sob os braços, o mais alto possível.
3. No lado lesionado do paciente, coloque o anel em D e alinhe com o pescoço da vítima.
4. Conecte a fivela e afaste as alças marrons até ouvir um clique.
5. Prenda a ponta solta da correia pressionando o Velcro.

6. Prenda o clipe grande da alça ao anel D na frente do SJT.
7. Conecte a alça acessória ao cabo na parte de trás do SJT usando o pequeno clipe, o mais próximo possível da linha média da vítima.
8. Use a bomba manual para inflar o TCD até que a hemorragia pare. Neste exercício, o participante verbalizará tanto o inflamento do TCD quanto a verificação do controle da hemorragia.
9. Monitore a vítima durante o transporte para controle de hemorragia e ajuste o dispositivo se necessário.

REFERÊNCIAS E RECURSOS

Hodgetts TJ, Mahoney PF, Evans G, Brooks A, editores. *Suporte Avançado de Vida em Trauma no Campo de Batalha*. 3ª ed. Agência de Educação e Treinamento Médica de Defesa, Publicação de Serviço Conjunta 570, 2006.

Kotwal RS, Butler FK. Controle de hemorragia juncional para atendimento de vítimas de combate tático. *Wilderness Environ Med*. 2017; 28 (2S); S33-S38.

Kotwal RS, Butler FK, Gross KR, Kheirabadi BS, Baer DG, Dubick MA, Rasmussen TE, Weber MA, Bailey JA. Gerenciamento de hemorragia juncional no atendimento a vítimas de combate tático: mudança proposta pelas diretrizes da TCCC 13-03. *J Spec Oper Med*. 2013; 13 (4): 85-93.

Módulo 4

Cuidado Sob Ameaça Indireta / Zona Morna: MARCH - Respiração

OBJETIVOS DA LIÇÃO

- Identifique as manobras apropriadas para o manejo da via aérea em pacientes para o paciente inconsciente versus consciente.
- Discuta as indicações para cricotireotomia cirúrgica.
- Discuta as mudanças no manejo das vias aéreas para vítimas pediátricas.

Visão geral respiração na ameaça indireta / zona quente

Uma vez que a hemorragia grave em um ferido é controlada, o provedor de atendimento tático de emergência (TECC) procura estabelecer e manter uma via aérea eficaz. O nível de intervenção será baseado no nível de consciência do paciente, nos aspectos clínicos da integridade das via aérea e na situação tática dentro da zona de cuidado / aquecimento indireto. Se o paciente estiver consciente e for capaz de seguir os comandos, deixe-o assumir uma posição confortável. Não force o paciente a se deitar.

Não deve haver tentativa de intervenção nas via aérea se o paciente estiver consciente e respirando adequadamente. Se o paciente estiver inconsciente ou consciente, mas incapaz de seguir os comandos, os cuidadores devem seguir este procedimento:

Aplique a manobra de anteriorização da mandíbula no trauma para abrir via aérea.

1. Limpe a boca de quaisquer corpos estranhos (vômito, resto alimentar, dentes quebrados, gengiva, etc.).
2. Considere a colocação de uma via aérea nasofaríngea.
3. Verifique se há troca de ar ouvindo e sentindo se o ar está entrando e saindo da via aérea e observando se há movimento ventilatório bilateral do tórax.
4. Coloque o paciente na posição de recuperação para manter as vias aéreas abertas.
5. Se as medidas anteriores não forem bem-sucedidas e o equipamento estiver disponível sob um protocolo aprovado, considere intervenções avançadas das vias aéreas:
   a. Dispositivos supraglóticos
   b. Intubação oro/nasotraqueal
   c. Cricotireotomia cirúrgica
6. Considere a aplicação de oxigênio, se disponível.

Trauma, anteriorização da mandíbula e manobras de elevação do queixo

O primeiro esforço que os socorristas TECC devem realizar para estabelecer uma via aérea patente é tentar abrir a via aérea usando a manobra anteriorização da mandíbula para minimizar o movimento da cabeça. A coluna cervical é mantida em uma posição neutra em linha. O documento Bolsa para Trauma de Emergência / Primeiros Socorros Básicos dos Oficiais de Segurança das Nações Unidas instrui que a mandíbula ". . . é impulsionado para a frente colocando os polegares em cada zigomático (maçã do rosto), colocando o dedo indicador e os dedos longos na mandíbula, e no mesmo ângulo, empurrando a mandíbula para frente (anteriorização)."

A manobra de elevação do queixo em caso de trauma é usada para aliviar obstruções das vias aéreas em pacientes que respiram espontaneamente. O queixo e os incisivos inferiores são agarrados e então elevados para puxar a mandíbula para frente **(Figura 4-1)**.

Figura 4-1 A. Anteriorização da mandíbula no trauma. O polegar é colocado em cada zigomático, com o indicador e o dedo longo no ângulo da mandíbula. A mandíbula é elevada superiormente. **B.** Elevação do queixo no trauma. A elevação do queixo desempenha uma função semelhante à anteriorização da mandíbula no trauma. Mover a mandíbula para frente resulta no movimento da língua para a frente para abrir as vias aéreas.
R: © Associação Nacional de Técnicos de Emergência Médica (NAEMT); **B:** © Jones & Bartlett Learning. Fotografado por Darren Stahlman.

Essas técnicas resultam no movimento da mandíbula inferior anterior (para cima) e ligeiramente caudal (em direção aos pés), puxando a língua para frente, afastando-se da via aérea posterior e abrindo a boca. A pressão da mandíbula traumática e a elevação do queixo traumática são modificações da pressão da mandíbula convencional e elevação do queixo. As modificações fornecem proteção à coluna cervical do paciente enquanto abre a via aérea, deslocando a língua da faringe posterior. No trauma mandibular grave, a inserção da língua no assoalho da boca pode ser perdida, o que limita a eficácia tanto na anteriorização da mandíbula no trauma quanto da elevação do queixo no trauma.

Depois de abrir a via aérea do paciente, olhe na boca do paciente para ver se há algo bloqueando a via aérea. Os bloqueios potenciais incluem secreções, como vômito, muco ou sangue; objetos estranhos, como doces, alimentos ou sujeira; e dentaduras ou dentes falsos que podem ter se deslocado e estão bloqueando as vias aéreas do paciente. Se você encontrar algo na boca do paciente, remova-o com uma varredura com o dedo. Se disponível na área de cuidado / aquecimento indireto, use dispositivos de sucção para limpar as vias aéreas. Lembre-se de verificar a troca de ar ouvindo e sentindo o ar entrando e saindo das vias aéreas e observando se há ascensão e descida bilateral do tórax.

Cânula nasofaríngea

Se a respiração espontânea estiver presente e não houver dificuldade respiratória, uma via aérea adequada pode ser mantida em um paciente inconsciente ou sem resposta pela inserção de uma cânula nasofaríngea (CNF). Este dispositivo tem a vantagem de ser mais bem tolerado do que uma via aérea orofaríngea, caso o paciente subseqüentemente recupere a consciência e seja menos provável de ser deslocado durante o transporte do paciente. As evidências não sustentam a alegação de que as fraturas faciais / basilares do crânio são contra-indicadas para a colocação de um uma CNF, se ela for necessária. A técnica correta de inserção deve minimizar os riscos.

O A CNF é inserido no nariz do paciente. Você pode usar a via aérea nasal em pacientes inconscientes e conscientes que não conseguem manter a via aérea patente. Uma CNF não tem tanta probabilidade de causar vômito quanto uma via aérea oral. Você terá que selecionar o tamanho adequado da via aérea nasal para o paciente. Meça do lóbulo da orelha até a ponta do nariz do paciente **(Figura 4-2)**.

Figura 4-2 Medição de uma via aérea nasal.
A fotografia foi cortesia de J.C. Pitteloud, MD, Suíça.

Passe lubrificante solúvel em água na CNF antes de inseri-la. Esta etapa torna mais fácil para você inserir o dispositivo e reduz a chance de causar trauma da via aérea do paciente. Insira o dispositivo na narina maior. Ao inserir a CNF, siga a curvatura da base do nariz. A CNF está totalmente inserido quando o flange ou trompete repousa contra a narina do paciente. Neste ponto, a outra extremidade da CNF alcançará a parte de trás da garganta do paciente e manterá as via aérea pérvia para o paciente. Se disponível, a fita pode ser usada para fixar a CNF no lugar. O procedimento para inserir uma CNF é o seguinte:

1. Avalie as vias aéreas superiores quanto a obstruções visíveis.
2. Abra as vias aéreas com uma manobra de elevação do queixo / anteriorização da mandíbula.
3. Lubrifique a CNF com um lubrificante cirúrgico.
4. Insira a CNF no nariz em um ângulo de 90 graus com o rosto. Evite apontar para cima, em direção ao topo da cabeça.
5. Insira totalmente até o flange.
6. Use um movimento de rotação e / ou para frente e para trás para facilitar a inserção.
7. Se não for possível inserir em um lado da passagem nasal, retire a CNF e insira no outro lado.
8. Verifique a troca de ar e verifique a colocação da CNF ouvindo e sentindo se o ar está entrando e saindo das vias aéreas e procurando expansão e retorno bilateral do tórax.

Posição Sit-Up / Lean Forward

Em um artigo que analisa o uso de intubação endotraqueal, via aérea supraglótica e via aérea cirúrgica o Committee on Tactical Combat Casualty Care (Co-TCCC) observou "Muitas vítimas com lesão maxilofacial isolada podem proteger a própria via aérea simplesmente sentando-se, inclinando-se para frente, cuspir o sangue que encontra-se na via aérea e continuar a respirar nessa posição".

Além disso, a recomendação da Co-TCCC é que "... a via aérea cirúrgica deve ser reservada para feridos dos quais (a estratégia de sentar / inclinar para frente) não é bem-sucedida em manter uma via aérea adequada. " A presença de uma lesão maxilofacial não deve exigir uma via aérea cirúrgica até que o socorrista do TECC avalie o status da proteção das vias aéreas com o paciente na posição sentada / inclinada para frente. A via aérea cirúrgica é o procedimento de escolha quando a via aérea está comprometida por trauma maxilofacial direto.

VERIFIQUE SEU CONHECIMENTO

Qual destas é a técnica mais fácil e eficaz para manter as vias aéreas de um paciente que não responde sob condições táticas?

a. Via aérea cirúrgica
b. Intubação endotraqueal
c. Via aérea orofaríngea
d. Via aérea nasofaríngea

Via aérea complexa

Adjuntos complexos de vias aéreas e técnicas de gerenciamento são apropriados quando as manobras e dispositivos simples de vias aéreas são inadequados para manter uma via aérea patente. Sempre que um dispositivo complexo de vias aéreas é considerado para colocação em um paciente, o socorrista de TECC deve considerar a possibilidade de que o procedimento não seja bem-sucedido e ter um plano de backup em mente. Métodos alternativos de gerenciamento das vias aéreas devem ser considerados e o equipamento necessário preparado caso a primeira escolha de intervenção não seja bem-sucedida.

Lembre-se de que os operadores na zona em cuidados sob ameaça indireta podem precisar se mover rapidamente se a situação se agravar. Para TECC, os adjuvantes complexos das vias aéreas incluem dispositivos supraglóticos, intubação orotraqueal, intubação nasotraqueal e cricotireotomia cirúrgica.

Via aérea supraglótica

As vias aéreas supraglóticas oferecem uma alternativa funcional para a intubação endotraqueal **(Figura 4-4)**.

Figura 4-4 A. Via aérea laringotraqueal King. B. Máscara laríngea (LMA). C. Intubação LMA. D. Intubação de ML com tubo endotraqueal no lugar.
A e B: cortesia de Ambu, Inc; C & D: Cortesia da Teleflex, Inc.

Esses dispositivos são inseridos sem visualização direta das cordas vocais. Eles também são uma via aérea de backup útil quando as tentativas de intubação endotraqueal são malsucedidas ou quando, após avaliação cuidadosa das vias aéreas, o profissional de atendimento pré-hospitalar sente que a chance de colocação bem-sucedida é maior do que para a intubação endotraqueal.

Uma via aérea supraglótica é o dispositivo primário de vias aéreas para um paciente traumatizado inconsciente que não possui reflexo de vômito e está apnéico ou respirando a uma taxa de menos de 10 respirações / minuto. Além da via aérea supraglótica, o paciente pode precisar ser ventilado com um dispositivo bolsa-vávula-máscara ou ventilador. Para socorristas de TECC credenciados em suporte avançado de vida (SAV), a via aérea supraglótica costuma ser o dispositivo alternativo quando não conseguir realizar a intubação endotraqueal e não conseguir ventilar facilmente o paciente com um dispositivo bolsa-válvula-máscara e CNF.

> **Holofote**
>
> **Contra-indicações e complicações da via aérea supraglótica**
>
> **Contra-indicações:**
> - Reflexo de vômito intacto
> - Doença esofágica conhecida
> - Ingestão recente de substâncias cáusticas
>
> **Complicações**
> - Náusea e vômito (se o reflexo da vômito estiver intacto)
> - Aspiração
> - Danos ao esôfago
> - Hipóxia se ventilada usando o lúmen incorreto

A principal vantagem dos dispositivos supraglóticos para vias aéreas é que eles podem ser inseridos independentemente da posição do paciente e podem ser realizados em condições de pouca iluminação, sendo que ambos podem ser especialmente importantes em pacientes com trauma com dificuldades de acesso e extricação ou com alta suspeita de lesão cervical.

Quando colocados em um paciente, os dispositivos supraglóticos para vias aéreas são projetados para isolar a traqueia do esôfago. Nenhum desses dispositivos fornece uma vedação completa da traqueia; portanto, embora o risco de aspiração seja reduzido, ele não é completamente evitado. O procedimento para inserir uma via aérea supraglótica é descrito a seguir:

1. Verifique / prepare o dispositivo supraglótico para vias aéreas.
2. Lubrifique a ponta distal do dispositivo.
3. Posicione o cabeçote corretamente.
4. Faça uma elevação da mandíbula com a língua.
5. Insira o dispositivo na profundidade adequada.
6. Fixe o dispositivo no paciente.
7. Ventile o paciente com o dispositivo bolsa-válvula-máscara e confirme a ventilação adequada (lúmen correto e profundidade de inserção adequada) pela ausculta bilateralmente sobre os pulmões e sobre o epigástrio.
8. Ajuste a ventilação conforme necessário.
9. Verifique a colocação adequada do tubo por confirmação secundária, se disponível.
10. Proteja o dispositivo ou confirme se o dispositivo permanece devidamente protegido.
11. Ventile o paciente na taxa e volume adequados.

Alguns fabricantes desenvolveram vias aéreas supraglóticas em tamanhos pediátricos. Garanta o dimensionamento adequado de acordo com as especificações do fabricante se usar esses tipos de vias aéreas em pacientes pediátricos.

Intubação orotraqueal e nasotraqueal

A intubação orotraqueal envolve a colocação de um tubo endotraqueal (ET) na traqueia através da boca. O paciente sem trauma é frequentemente colocado em uma posição de "farejamento" para facilitar a intubação. Como essa posição hiperestende a coluna cervical em C1-C2, o segundo local mais comum para fraturas da coluna cervical em pacientes com trauma, e a hiperflexiona em C5-C6, o local mais comum para fraturas da coluna cervical em pacientes com trauma, não deve ser usado para pacientes com trauma contuso **(Figura 4-5)**.

Figura 4-5 Colocar a cabeça do paciente na posição de "cheirar" fornece a visualização ideal da laringe através da boca; no entanto, tal posicionamento hiperestende o pescoço do paciente em C1 e C2 e o hiperflexiona em C5 e C6. Esses são os dois pontos mais comuns de fratura da coluna cervical.
© Associação Nacional de Técnicos de Emergência Médica (NAEMT).

Em pacientes com trauma consciente ou com reflexo vagal intacto, a intubação endotraqueal pode ser difícil de realizar. Se houver ventilação espontânea, pode-se tentar a intubação nasotraqueal cega (BNTI) se o benefício superar o risco. Embora a intubação nasotraqueal seja frequentemente mais difícil de realizar do que a visualização direta e a intubação oral, uma taxa de sucesso de 90% foi relatada em pacientes com trauma. Durante a BNTI, o paciente deve estar respirando para garantir que o tubo ET passe pelas cordas vocais. Muitos textos sugerem que o BNTI é contra-indicado na presença de traumatismo médio da face ou fraturas, mas uma pesquisa exaustiva da literatura não revela nenhuma documentação de um tubo ET entrando na abóbada craniana. A apneia é uma contra-indicação específica ao BNTI. Além disso, nenhum estilete é usado quando o BNTI é realizado.

A intubação face a face é indicada quando as técnicas de intubação para trauma padrão não pode ser usadas devido à incapacidade do profissional de atendimento pré-hospitalar de assumir a posição padrão na cabeça do paciente com trauma. A armadilha do veículo ou um paciente preso em escombros são situações que podem exigir a intubação face a face.

VERIFIQUE SEU CONHECIMENTO
Um dispositivo bolsa-válvula-máscara é necessário ao usar um (n) _____ para manter as vias aéreas.
a. via aérea orofaríngea
b. via aérea supraglótica
c. via aérea nasofaríngea
d. shunt esofágico

Cricotireotomia Cirúrgica

Quando o controle direto da via aérea não é possível por outros métodos, uma cricotireotomia é realizada por um socorrista do TECC. Este é um procedimento cirúrgico em campo no qual uma abertura é feita através da membrana cricotireoidiana para permitir a colocação de um tubo traqueal no pescoço **(Figura 4-6)**.

Figura 4-6 Estruturas envolvidas em uma cricotireotomia.
© Jones e Bartlett Learning.

A cricotireotomia cirúrgica tem sido relatada como segura e eficaz no atendimento a vítimas de trauma. Para socorrista TECC credenciados em suporte avançado de vida que trabalham na zona quente cuidados sob ameaças indiretas, a cricotireotomia cirúrgica pode ser considerada como a próxima etapa quando a CNF não é eficaz. De acordo com Conflict and Catastrophe Medicine: A Practical Guide, cricothyrotomy ". . . pode ser a única alternativa viável em casos de feridas maxilofaciais em que sangue ou anatomia prejudicada impede a visualização das cordas vocais e a posição sentada / inclinada para frente é ineficaz para manter uma via aérea segura. "

Muitos fornecedores fornecem kits de cricotireotomia cirúrgica de emergência, que incluem os seguintes itens:

- Tubo endotraqueal (ET), com tamanho entre 6,0 e 7,0 milímetros (mm)
- Suporte de tubo ET
- Hemostáticas Kelly curvas ou um gancho traqueal para aumentar os limites da incisão
- Dilatador traqueal
- Seringa com ponta Luer lock
- Máscara facial para equipamento de proteção individual (EPI) com alça de orelha
- Bisturi descartável
- Antisséptico
- Gaze, 4 × 4 polegadas

Dependendo da situação tática e dos recursos disponíveis, um dispositivo bolsa-vávula-máscara e uma fonte de oxigênio seriam benéficos bolsa-vávula-máscara ameaça indireta / zona quente. Esses itens devem estar disponíveis na zona fria.

Pontos de referência da superfície da cricotireotomia
A membrana cricotireóidea é o tecido entre a cartilagem cricoide e a tireoide. Uma cricotireotomia é a colocação cirúrgica de um tubo através da membrana cricotireoidiana. Com um paciente deitado em decúbito dorsal e a cabeça em uma posição neutra na linha média, palpe a cartilagem tireóide, também conhecida como pomo de Adão. As diretrizes da Difficult Airway Society 2015 descrevem o "aperto de mão laríngeo" para identificar as estruturas

(**Figura 4-7**). A Difficult Airway Society recomenda o uso do aperto de mão laríngeo ". . . como primeiro passo, porque promove confiança no reconhecimento da anatomia tridimensional das estruturas laríngeas; a gaiola cartilaginosa cônica que consiste em hióide, tireóide e cricóide. O aperto de mão laríngeo é realizado com a mão não dominante, identificando as lâminas hioide e tireoidiana, estabilizando a laringe entre o polegar e o dedo médio e descendo pelo pescoço para palpar a membrana cricotireoidiana com o dedo indicador. "

Figura 4-7 O aperto de mão laríngeo da Difficult Airway Society. A. O dedo indicador e o polegar seguram a parte superior da laringe (o corno maior do osso hióide) e giram de um lado para o outro. A gaiola óssea e cartilaginosa da laringe é um cone que se conecta à traquéia. B. Os dedos e o polegar deslizam para baixo sobre as lâminas da tireoide. C. O dedo médio e o polegar repousam sobre a cartilagem cricóide, com o dedo indicador palpando a membrana cricotireóidea.
C. Frerk, et. al. Diretrizes da Difficult Airway Society 2015 para o tratamento de intubação difícil imprevista em adultos, Oxford University Press, 2015.

Usando um amigo, o aluno TECC deve ser capaz de demonstrar os seguintes pontos de referência usados para localizar a membrana cricotireoidiana (Figura 4-8):

- Topo da cartilagem tireóide
- Proeminência tireoidiana (pomo de Adão); geralmente visível em homens
- Parte inferior da cartilagem tireóide
- Membrana cricotireoidiana
- Cartilagem cricoide

Figura 4-8 Marcos de superfície para cricotireotomia (vista externa).
© Jones e Bartlett Learning.

A membrana cricotireoidiana é o melhor local para estabelecer uma via aérea de emergência cirúrgica. Esta é uma pequena lacuna, com a cartilagem tireóide acima da lacuna e o anel cricoide anterior abaixo da lacuna. A glândula tireóide está ligada ao lado da cartilagem tireóide, com quatro grandes vasos abaixo da glândula. Em um artigo de 2015 no EMS Word, Collopy observa que ". . . esses vasos sanguíneos aumentam o risco de sangramento durante procedimentos nesta região anatômica e, portanto, é melhor evitar a região. "

A membrana cricotireoidiana é um espaço pequeno, com largura vertical média de 9 mm e comprimento horizontal médio de 30 mm. Este espaço é grande o suficiente para aceitar uma via aérea endotraqueal de 6,0 mm, que tem um diâmetro externo de 8,2 mm. Seria um desafio para a maioria dos pacientes aceitar um tubo ET de 8,0 mm, pois ele tem um diâmetro externo de 11,0 mm. Melhor ter uma via aérea menor e protegida do que tentar forçar um tubo maior através da membrana cricotireóidea **(Figura 4-9)**.

Figura 4-9 Marcos de superfície para cricotireotomia (vista interna).
© Jones e Bartlett Learning.

Holofote

Etapas da via aérea cirúrgica de emergência TECC

1. Monte e teste todos os equipamentos necessários.
2. Avalie a via aérea superior quanto a obstruções visíveis.
3. Identifique a membrana cricotireóide entre as cartilagens tireóide e cricóide. Identifique a localização da parte superior da cartilagem tireóide, a proeminência da tireóide (nos homens), a parte inferior da cartilagem tireóide, a parte superior da cartilagem cricóide e a membrana cricotireóide.
4. Identifique o local da incisão na pele.
5. Palpe a membrana cricotireoidiana e (enquanto estabiliza a cartilagem) faça uma incisão vertical através da pele diretamente sobre a membrana cricotireoidiana.
6. Enquanto continua a estabilizar a laringe, use o bisturi ou uma pinça hemostática para cortar ou remover a membrana cricotireoidiana.

> 7. Insira as pontas da pinça hemostática pela abertura e abra as mandíbulas para dilatar a abertura. Um gancho traqueal também pode ser usado para essa finalidade, mas deve-se tomar cuidado, pois esses ganchos colocam o balão ET / traqueal em risco.
> 8. Insira o tubo ET entre as mandíbulas da pinça hemostática; o tubo deve estar na traqueia e direcionado para os pulmões.
> 9. Insufle o manguito.
> 10. Verifique a troca de ar e verifique o posicionamento do tubo **ouvindo e sentindo se o ar está passando para dentro e para fora do tubo, fazendo com que o tubo fique embaçado e procurando expansão e retorno bilateral do tórax.**
> 11. Se a posição estiver correta, prenda o tubo com fita ou um dispositivo comercial de fixação de tubo.
> 12. Aplique um curativo para proteger ainda mais o tubo e o local da incisão.
> 13. Monitore a respiração da vítima. Ventile se necessário.

Incisão de cricotireotomia

A técnica de emergência de campo recomendada é fazer uma incisão vertical através da pele e uma incisão horizontal através da membrana cricotireoidiana. Se mais exposição for necessária, a incisão pode ser estendida em qualquer uma das extremidades.

Uma vez feita a abertura, use um dilatador ou ferramenta para aumentar ou manter a abertura. O profissional do TECC pode usar um dedo, um gancho traqueal, uma pinça curva ou um cabo de bisturi para aumentar ou manter a abertura. Finalmente, o tubo de TE ou traqueostomia é inserido.

Comece a incisão com o bisturi (**Figura 4-10**). Corte e expanda cuidadosamente as camadas da pele até o ponto em que expôs a membrana cricotireoidiana (**Figura 4-11**).

Figura 4-10 Localização da linha de incisão cricotireoidiana.
© Jones e Bartlett Learning.

Figura 4-11 Exponha a membrana cricotireoidiana.
© Jones e Bartlett Learning.

Faça uma incisão única através da membrana cricotireoidiana com o bisturi (**Figura 4-12**).

Figura 4-12 Faça uma incisão única através da membrana cricotireoidiana.
© Jones e Bartlett Learning.

Abra a incisão usando pinças hemostáticas Kelly curvas ou um gancho traqueal (**Figura 4-13**).

Figura 4-13 Abra a incisão.
© Jones e Bartlett Learning.

Insira e fixe o tubo endotraqueal

Lubrifique o tubo ET. Insira o tubo ET através da membrana cricotireóidea não mais do que 7 a 10 cm na via aérea. O objetivo é evitar que o tubo ET deslize para o brônquio principal direito com qualquer movimento (**Figura 4-14**).

Figura 4-14 Insira o tubo endotraqueal.
© Jones e Bartlett Learning.

Use a seringa insuflar o CUF com ar na via aérea endotraqueal. Ventile manualmente o paciente ou conecte um dispositivo bolsa-válvula-máscara ao tubo ET. Ventile com duas respirações enquanto verifica os sons respiratórios.

Se nenhum som de respiração for ouvido, retire o tubo ET e insira-o novamente. Verifique novamente os sons respiratórios para confirmar se o tubo está colocado corretamente. Se disponível, conecte um dispositivo bolsa-válvula-máscara máscara a um suprimento de oxigênio. Como acontece com em toda via aérea avançada, isso deve ser verificado duas vezes com ETCO2, se disponível. Prenda o tubo e cubra a abertura com curativo de gaze (**Figura 4-15**).

Figura 4-15 Faça um curativo na ferida.
© Jones e Bartlett Learning.

Colocação assistida por Bougie de tubo ET na via aérea cirúrgica

A técnica de cricotireotomia de emergência assistida por bougie (BACT) é uma modificação da técnica rápida de quatro etapas (RFST) que usa um bougie para orientar a inserção do tubo ET. As quatro etapas do RFST são: (1) palpação, (2) incisão, (3) tração inferior e (4) inserção do tubo. Este método simplificado é simples e rápido. Como a posição do corpo do operador e os movimentos das mãos (etapas 3 e 4) são semelhantes aos da intubação orotraqueal, há uma sensação de familiaridade que aumenta a retenção do procedimento.

O BACT usa a menor quantidade de equipamentos e mostrou melhor eficácia no campo de batalha do que outros procedimentos.

1. Use o bisturi para fazer uma incisão no tecido do pescoço.
2. Use os dedos do profissional para mover o tecido do pescoço para expor a membrana cricotireoidiana.
3. Estabilize a traqueia usando o polegar e o dedo médio da mão não dominante.
4. Confirme a localização da membrana cricotireoidiana.
5. Faça uma incisão transversal com o bisturi.
6. Aplique o gancho traqueal para prender a traquéia à abertura da incisão (**Figura 4-16**).
7. Insira o bougie pela traqueia.
8. Insira o tubo ET de 6,0 mm sobre o bougie e na abertura da incisão.
9. Insufle o CUF.
10. Remova o bougie.

Figura 4-16 Gancho traqueal.
Reproduzido com permissão da North American Rescue. Obtido em https://www.narescue.com/nar-tracheal-hook

O procedimento demonstrado durante o curso TECC mostra o bougie usado para manter a traqueia no lugar após a incisão da facada ser concluída.

Enquanto mantém a abertura com o gancho traqueal, insira cuidadosamente a extremidade flexível do bougie na abertura e desça pela traquéia (**Figura 4-17**). Não lacerar a traqueia com o bougie.

Figura 4-17 Controle a traqueia e insira o bougie.
Cortesia do Center for Emergency Health Sciences.

Enquanto avança o bougie, sinta a "saliência" conforme a ponta do bougie avança pela traquéia e toca os anéis traqueais. Assim que o bougie passar pela fúrcula esternal do paciente, insira o tubo ET no bougie e avance o tubo através da incisão (**Figura 4-18**).

Figura 4-18 Insira o tubo ET.
Cortesia do Center for Emergency Health Sciences.

Assim que o tubo estiver no lugar, infle o lúmen e remova o bougie e o gancho traqueal (**Figura 4-19**).

Figura 4-19 Estabilize o tubo.
Cortesia do Center for Emergency Health Sciences.

Ventile e confirme a colocação do tubo ET observando a elevação do tórax ou névoa dentro do tubo, ouvindo os sons pulmonares ou observando as mudanças na cor da capnografia ou ETCO2.

> **VERIFIQUE SEU CONHECIMENTO**
>
> **Uma incisão de cricotireotomia é feita em:**
>
> a. cartilagem cricoide.
> b. cartilagem da tireoide.
> c. membrana cricotireoidiana.
> d. proeminência tireoidiana.

Via aérea pediátrica

O tamanho pequeno e variável do paciente pediátrico e as características anatômicas exclusivas da via aérea frequentemente tornam os procedimentos padrão para estabelecer uma via aérea pérvia em uma criança desafiadores e tecnicamente difíceis **(Figura 4-20)**.

Figura 4-20 Comparação das vias aéreas do adulto e da criança.
© Associação Nacional de Técnicos de Emergência Médica (NAEMT).

Tentar colocar uma via aérea de tamanho inadequado pode fazer mais mal do que bem. Guias de reanimação codificados por cores e baseados em comprimento fornecem referências práticas de medicamentos e equipamentos. As crianças têm um occipital e uma língua relativamente grandes e uma via aérea posicionada anteriormente. Quanto menor a criança, maior a discrepância de tamanho entre o crânio e a face média. Portanto, o occipital relativamente grande força a flexão passiva da coluna cervical **(Figura 4-21)**.

Figura 4-21 Em comparação com um adulto (A), uma criança tem uma musculatura occipital maior e menos musculatura do ombro. Quando colocados em uma superfície plana, esses fatores resultam na flexão do pescoço (B).
A e B: © Associação Nacional de Técnicos de Emergência Médica (NAEMT).

Todos esses fatores predispõem as crianças a um risco maior de obstrução anatômica das vias aéreas do que os adultos. Uma via aérea patente deve ser assegurada e mantida com aspiração, manobras manuais e adjuvantes das vias aéreas. O tratamento inicial no paciente pediátrico inclui estabilização da coluna cervical em linha. A menos que uma prancha rígida pediátrica especializada que tenha uma depressão na cabeça seja usada, acolchoamento adequado (2 a 3 centímetros [cerca de 1 polegada]) deve ser colocado sob o dorso da criança pequena para que a coluna cervical seja mantida em linha reta em vez de forçado a uma leve flexão por causa do occipital desproporcionalmente grande. Ao ajustar e manter o posicionamento das vias aéreas, deve-se evitar a compressão dos tecidos moles do pescoço e da traqueia **(Figura 4-22)**.

Figura 4-22 Forneça acolchoamento adequado sob o dorso da criança ou use uma prancha rígida com um recorte para o occipital da criança.
© Associação Nacional de Técnicos de Emergência Médica (NAEMT).

Via Aérea Nasofaríngea Pediátrica

Considere o uso uma CNF pediátrica para crianças inconscientes ou conscientes e que não respondem sem obstrução das vias aéreas. O procedimento para usar uma CNF pediátrica é semelhante ao de um adulto.

1. Determine o tamanho apropriado da CNF. O diâmetro externo da CNF não deve ser maior que o diâmetro das narinas e não deve haver nenhum branqueamento das narinas após a inserção.
2. Coloque a CNF próximo ao rosto do paciente pediátrico para se certificar de que o comprimento está correto. A CNF deve se estender da ponta do nariz ao tragus da orelha. O tragus é a pequena projeção cartilaginosa na frente da abertura da orelha.
3. Posicione a via aérea do paciente pediátrico, usando as técnicas descritas anteriormente para a via aérea orofaríngea.
4. Lubrifique a CNF com um lubrificante solúvel em água.

5. Insira a ponta na narina direita (abertura da narina) com o bisel apontando em direção ao septo ou divisor central no nariz. A narina direita é comumente maior do que a narina esquerda na maioria dos pacientes.
6. Mova com cuidado a ponta para frente, acompanhando o céu da boca, até que o flange encoste na parte externa da narina. Se você estiver inserindo a CNF no lado esquerdo, insira a ponta na narina esquerda de cabeça para baixo, com o bisel apontando para o septo. Mova a CNF para frente lentamente cerca de 1 "até sentir uma leve resistência e, em seguida, gire 180 °.
7. Reavalie a CNF após a inserção.

Reproduzido com permissão da Academia Americana de Cirurgiões Ortopédicos, Atendimento de Emergência e Transporte de Doentes e Feridos, décima primeira edição, páginas 1247–1249

Uma CNF com diâmetro pequeno pode ser facilmente obstruído por muco, sangue, vômito ou tecidos moles da faringe. Se uma CNF for muito longo, pode estimular o nervo vago e diminuir a frequência cardíaca ou entrar no esôfago, causando distensão gástrica. A inserção da CNF em pacientes responsivos pode causar um espasmo da laringe e resultar em vômito. As CNF não devem ser usados em pacientes com menos de 1 ano de idade e quando os pacientes têm trauma facial, porque a CNF pode rasgar os tecidos moles e causar sangramento nas vias aéreas. Dependendo das lesões, considere colocar o paciente na posição de recuperação.

Via aérea supraglótica pediátrica

Os autores Jagannathan, Ramsey, White e Sohn observam que ". . . a via aérea supraglótica facilita a oxigenação e a ventilação ao sentar-se imediatamente fora da laringe para formar uma vedação perilaríngea. [As vias aéreas supraglóticas] é um método estabelecido no manejo pediátrico de rotina em emergências com comprometimento de via aérea. Incluindo o uso em via aérea difícil e reanimação neonatal ". Eles vêm em uma variedade de tamanhos. Além disso, Jagannathan et al. afirmam, "As vias aéreas supraglóticas podem ser classificadas como dispositivos de primeira ou segunda geração com base na presença de um canal de acesso gástrico. Os dispositivos de primeira geração são tubos simples para via aérea presos a uma máscara que fica sobre a abertura glótica. Os dispositivos de segunda geração incorporam um canal de acesso gástrico que permite a ventilação gástrica e a opção de colocar uma sonda gástrica ". Quando colocada corretamente, a via aérea supraglótica fornece dois selos dentro da via aérea patente.

Se disponível, aplique oxigênio. No ambiente fora do hospital, o uso de um dispositivo bolsa-vávula-máscara com um dispositivo supraglótico para vias aéreas é equivalente em eficácia a um adulto entubado com um dispositivo bolsa-máscara.

Via aérea pediátrica avançada

A intubação pediátrica é uma opção avançada das vias aéreas que pode ser difícil de realizar dentro da zona morna / cuidados sob ameaça indireta devido às condições dinâmicas no local do incidente, suprimentos limitados e o risco / recompensa na conclusão do procedimento, especialmente se houver um risco iminente tempo de evacuação ou um transporte curto para a zona de evacuação.

Se confrontado com uma situação de "não consigo ventilar" após usar uma via aérea supraglótica, uma via aérea cirúrgica pode ser a resposta mais apropriada. A membrana cricotireoidiana pediátrica é muito menor e mais difícil de palpar. A cricotireotomia com agulha percutânea é recomendada por apresentar menor risco de lesão de estruturas vitais.

A técnica recomendada é:

1. Posicione a criança de forma que o pescoço fique estendido e a traqueia e a laringe sejam forçadas para frente (se não houver lesão da coluna cervical), por exemplo, com um cobertor dobrado ou rolo de toalha.
2. Palpar o centro da cartilagem tireóide e, com a unha, mover-se em direção aos dedos dos pés até localizar o recorte da membrana cricotireoidiana.
3. Puncionar a membrana cricotireóidea no sentido descendente usando um cateter intravenoso de grande calibre com seringa acoplada e aspirar o ar para confirmar a posição intratraqueal; se o ar não puder ser aspirado, a ponta da agulha do cateter está mal posicionada e esta etapa é repetida (Figura 4-23A).
4. Após aspirar o ar, avance o cateter para fora da agulha na traqueia, retire a agulha e a seringa e, novamente, conecte a seringa ao cateter.
5. Novamente aspire ar para reconfirmar a posição intratraqueal contínua.

6. Conecte o cateter ao adaptador de um tubo ET de 3,0 mm de diâmetro interno, que então permite a conexão com qualquer dispositivo bolsa-válvula-máscara padrão. Alternativamente, conecte o cilindro de uma seringa de 3 ml ao cateter IV e coloque um adaptador de tubo ET de 8,0 mm de diâmetro interno no cilindro da seringa **(Figura 4-23B)**.

Figura 4-23 Cricotireotomia percutânea com agulha.
A e B: © Associação Nacional de Técnicos de Emergência Médica (NAEMT).

VERIFIQUE SEU CONHECIMENTO

Qual destas é uma diferença anatômica importante a ser considerada no controle da via áerea em um paciente pediátrico?

a. Língua maior
b. Volume corrente mais baixo
c. Discrepância de tamanho reduzida entre o crânio e a face média
d. Via aérea posicionada posteriormente

Resumo

- Se a vítima estiver consciente, deixe o paciente sentar-se e inclinar-se para a frente.
- Se a vítima estiver inconsciente, a opção de primeira linha é uma compressão da mandíbula traumática seguida por inserção de uma CNF.
- Considere a cricotireotomia como o procedimento de primeira linha das vias aéreas para trauma maxilofacial com obstrução das vias aéreas ou queimaduras por inalação.
- Não coloque pacientes pediátricos em posição supina sem apoiar o pescoço e as costas.
- Posicione as vias aéreas de acordo com o tamanho da vítima pediátrica.

Estações de habilidade

Via aérea nasofaríngea

1. Monte e teste todos os equipamentos necessários.
2. Avalie as vias aéreas superiores quanto a obstruções visíveis.
3. Abra as vias aéreas com uma manobra de elevação do queixo ou anteriorização da mandíbula.
4. Identifique as indicações para inserção de uma CNF (paciente inconsciente).
5. Lubrifique a CNF com um lubrificante apropriado.
6. Insira a CNF no nariz em um ângulo de 90 graus com o rosto. Evite apontar para cima, em direção ao topo da cabeça. Insira todo o caminho até o flange.
7. Use um movimento de rotação e / ou para frente e para trás para facilitar a inserção.
8. Se não for possível inserir a via aérea em um lado da passagem nasal, retire-a e experimente o outro lado.

Via aérea supraglótica

1. Abra as vias respiratórias manualmente.
2. Eleve a língua e insira o adjunto simples.
3. Ventile o paciente com o dispositivo bolsa-válvula-máscara não conectado ao oxigênio.
4. Conecte o reservatório de oxigênio ao dispositivo bolsa-válvula-máscara e conecte-o ao regulador de alto fluxo de oxigênio (12–15 l / min).
5. Ventile o paciente a uma taxa de 10 a 12 respirações / min com volumes apropriados.
6. Assistente direto para pré-oxigenar o paciente.
7. Verifique / prepare o dispositivo supraglótico para vias aéreas.
8. Lubrifique a ponta distal do dispositivo (pode ser verbalizado).
9. Posicione o cabeçote corretamente.
10. Faça uma elevação da mandíbula com a língua.

11. Insira o dispositivo na profundidade adequada.
12. Fixe o dispositivo no paciente.
13. Ventile o paciente e confirme a ventilação adequada (lúmen correto e profundidade de inserção adequada) ausculta bilateralmente sobre os pulmões e sobre o epigástrio.
14. Ajuste a ventilação conforme necessário.
15. Verifique a colocação adequada do tubo por confirmação secundária, como capnografia, capnometria, dispositivo detector esofágico ou dispositivo colorimétrico.
16. Proteja o dispositivo ou confirme se o dispositivo permanece devidamente protegido.
17. Ventile o paciente na taxa e volume adequados enquanto observa a capnografia / capnometria e o oxímetro de pulso.

Via aérea cirúrgica de emergência
1. Monte e teste todos os equipamentos necessários.
2. Tome as precauções adequadas de isolamento de substâncias corporais.
3. Avalie as vias aéreas superiores quanto a obstruções visíveis.
4. Identifique a membrana cricotireoide entre as cartilagens tireoide e cricóide.
5. Identifique o local da incisão na pele.
6. Palpe a membrana cricotireoidiana e (enquanto estabiliza a cartilagem) faça uma incisão vertical através da pele diretamente sobre a membrana cricotireoidiana.
7. Enquanto continua a estabilizar a laringe, use o bisturi ou uma pinça hemostática para cortar ou seccionar a membrana cricotireoidiana.
8. Insira as pontas da pinça hemostática pela abertura e abra as mandíbulas para dilatar a abertura. Um gancho traqueal também pode ser usado para essa finalidade, mas deve-se tomar cuidado, pois esses ganchos colocam o balão ET / traqueal em risco.
9. Insira o tubo ET entre as mandíbulas da pinça hemostática; o tubo deve estar na traqueia e direcionado para os pulmões.
10. Insufle o manguito.
11. Verifique a troca de ar e verifique o posicionamento do tubo ouvindo e sentindo se o ar está passando para dentro e para fora do tubo, fazendo com que o tubo fique embaçado e procurando por expansão e retorno bilateral do tórax.
12. Se a posição estiver correta, prenda o tubo com fita ou um dispositivo comercial de fixação de tubo.
13. Aplique um curativo para proteger ainda mais o tubo e o local da incisão.
14. Monitore a respiração da vítima. Ventile se necessário.

REFERÊNCIAS E RECURSOS

Collopy KT. Cricotireotomias cirúrgicas no atendimento pré-hospitalar. *EMS World*. 2015; Janeiro. https: // www.emsworld.com / magazine / ems / issue / 2015 / jan. Acessado em 7 de fevereiro de 2019.

Frerk C, Mitchell VS, McNarry AF, Mendonca C, Bhagrath R, Patel A, O'Sullivan EP, Woodall NM, Ahmad I, grupo de trabalho de diretrizes de intubação da Difficult Airway Society. Diretrizes da Difficult Airway Society 2015 para o manejo da intubação difícil imprevista em adultos. *Ir. J Anaesth*. 2015; 115 (6): 827-848.

Jagannathan N, Ramsey MA, White MC, Sohn L. Uma atualização sobre as vias aéreas supraglóticas pediátricas mais recentes com recomendações para uso clínico. *Paediatrc Anaesth*. 2015; 25 (4): 334-345.

Associação Nacional de Técnicos de Emergência Médica. *PHTLS: Prehospital Trauma Life Support*. 9ª ed. Burlington, MA: Grupo de Segurança Pública; 2019.

Otten EJ, Montgomery HR, Butler FK Jr. Vias aéreas extraglóticas no atendimento a vítimas de combate tático: mudanças nas diretrizes da TCCC em 17-01 28 de agosto de 2017. J Spec Oper Med. 2017; 17 (4): 19-28.

Ryan JM, Hopperus Buma APCC, Beadling CW, Mozumder A, Nott DM, Rich NM, Henny W, MacGarty D (Eds.). *Conflict and Catastrophe Medicine*: A Practical Guide. 3ª ed. Suíça: Springer Nature: 2014.

Departamento de Proteção e Proteção das Nações Unidas. Saco para Trauma de Emergência / Primeiros Socorros Básicos dos oficiais de segurança da ONU (ETB / BFA). http://unesco.org.pk/documents/Basic%20Field%20Trauma%20Procedures.pdf. Acessado em 7 de fevereiro de 2019

Módulo 5

Cuidados Sob Ameaça Indireta / zona morna: MARCH - Respiração

Objetivos da Lição

- Discutir o uso de selos torácicos.
- Discutir os sinais e sintomas de um pneumotórax hipertensivo.
- Discutir as mudanças baseadas em evidências nos locais anatômicos para a descompressão por agulha.
- Discutir as indicações para descompressão com agulha bilateral para vítimas em parada cardíaca.
- Discutir considerações especiais para descompressão com agulha para vítimas pediátricas.

Visão geral da respiração / ventilação nos cuidados sob ameaça indireta / zona morna

Depois que o socorrista de atendimento tático a vítimas de emergência (TECC) estabelece e mantém uma via aérea eficaz, a próxima etapa clínica é garantir ventilação adequada. O nível de intervenção será baseado na condição clínica do paciente e na situação tática dentro do cuidado sob ameaça indireta / zona morna. Lembre-se de que a situação tática pode se deteriorar repentinamente em uma ameaça direta / zona quente e exigir a movimentação imediata do paciente e do cuidador.

Anatomia e fisiologia da respiração

A via aérea é uma via que conduz o ar atmosférico através do nariz, boca, faringe, traquéia e brônquios até os alvéolos. A cada respiração, o adulto médio de 70 kg (150 lb) absorve aproximadamente 500 mililitros (ml) de ar. O sistema de vias aéreas retém até 150 ml de ar que nunca chega aos alvéolos para participar do processo crítico de troca gasosa. O espaço em que esse ar é mantido é conhecido como espaço morto. O ar dentro desse espaço morto não está disponível para o corpo ser usado para oxigenação.

A cada respiração, o ar é puxado para os pulmões. O movimento do ar para dentro e para fora dos alvéolos resulta de mudanças na pressão intratorácica geradas pela contração e relaxamento de grupos musculares específicos. O principal músculo da ventilação é o diafragma. Normalmente, as fibras musculares do diafragma encurtam quando um estímulo é recebido do cérebro. Além do diafragma, os músculos intercostais externos ajudam a puxar as costelas para a frente e para cima. Esse achatamento do diafragma junto com a ação dos músculos intercostais é um movimento ativo que cria uma pressão negativa dentro da cavidade torácica. Essa pressão negativa faz com que o ar atmosférico entre na árvore pulmonar intacta **(Figura 5-1)**.

Figura 5-1 Gráfico mostrando a relação da pressão intrapulmonar durante as fases da ventilação.
© Jones e Bartlett Learning.

Outros músculos presos à parede torácica também podem contribuir para a criação dessa pressão negativa; estes incluem os músculos esternocleidomastóideo e escaleno. O uso desses músculos secundários torna-se evidente à medida que aumenta o trabalho ventilatório do paciente traumatizado. Em contraste, a expiração é normalmente um processo passivo por natureza, causado pelo relaxamento dos músculos do diafragma e da parede torácica e do recuo elástico dessas estruturas. No entanto, a expiração pode se tornar ativa conforme a respiração se torna mais difícil.

A geração dessa pressão negativa durante a inspiração requer uma parede torácica intacta. Por exemplo, no paciente traumatizado, uma ferida que cria um caminho aberto entre a atmosfera externa e a cavidade torácica pode resultar no ar sendo puxado através da ferida aberta em vez de nos pulmões. Danos à estrutura óssea da parede torácica também podem comprometer a capacidade do paciente de gerar a pressão negativa necessária para uma ventilação adequada.

Quando o ar atmosférico atinge os alvéolos, o oxigênio se move dos alvéolos, através da membrana alvéolo-capilar e para os glóbulos vermelhos (RBCs) **(Figura 5-2)**.

Figura 5-2 Difusão de oxigênio e dióxido de carbono através da membrana alvéolo-capilar dos alvéolos nos pulmões.
© Jones e Bartlett Learning.

O sistema circulatório, então, fornece os eritrócitos que transportam oxigênio aos tecidos do corpo, onde o oxigênio é usado como combustível para o metabolismo. Conforme o oxigênio é transferido de dentro dos alvéolos através da parede celular e do endotélio capilar, através do plasma e para os eritrócitos, o dióxido de carbono é trocado na direção oposta, do sangue para os alvéolos. O dióxido de carbono, que é transportado dissolvido no plasma (aproximadamente 10%), liga-se às proteínas (principalmente hemoglobina nos eritrócitos [aproximadamente 20%]) e, como bicarbonato (aproximadamente 70%), move-se da corrente sanguínea, através do sistema alveolar. membrana capilar e nos alvéolos, onde é eliminado durante a expiração **(Figura 5-3)**.

Figura 5-3 O oxigênio (O2) passa dos alvéolos para as hemácias. O O2 é transferido para a célula do tecido na molécula de hemoglobina. Depois de deixar a molécula de hemoglobina, o O2 viaja para a célula do tecido.
O dióxido de carbono (CO2) viaja na direção reversa, mas não na molécula de hemoglobina. Ele viaja no plasma como CO2.
© Associação Nacional de Técnicos de Emergência Médica (NAEMT).

Após a conclusão dessa troca, os eritrócitos oxigenados e o plasma com baixo nível de dióxido de carbono retornam ao lado esquerdo do coração para serem bombeados para todas as células do corpo.

Uma vez na célula, os eritrócitos oxigenados fornecem seu oxigênio, que as células usam para o metabolismo aeróbio. O dióxido de carbono, um subproduto do metabolismo aeróbio, é liberado no plasma sanguíneo. O sangue desoxigenado retorna para o lado direito do coração. O sangue é bombeado para os pulmões, onde é novamente suprido com oxigênio, e o dióxido de carbono é eliminado por difusão. O oxigênio é transportado principalmente pela hemoglobina nas próprias hemácias, enquanto o dióxido de carbono é transportado das três formas mencionadas anteriormente: no plasma, ligado a proteínas como a hemoglobina e tamponado como bicarbonato.

O Processo de Oxigenação e Ventilação

Os alvéolos devem ser constantemente reabastecidos com um suprimento de ar fresco que contenha uma quantidade adequada de oxigênio. Essa reposição de ar, conhecida como ventilação, também é essencial para a eliminação do dióxido de carbono. O processo de oxigenação envolve três fases:

1. A respiração externa é a transferência de moléculas de oxigênio do ar para o sangue. O ar contém oxigênio (21%) e nitrogênio (79%). Todo o oxigênio alveolar existe como gás livre; portanto, cada molécula de oxigênio exerce pressão. O aumento da porcentagem de oxigênio na atmosfera inspirada aumentará a pressão ou tensão alveolar de oxigênio. Quando o oxigênio suplementar é fornecido, a proporção de oxigênio em cada inspiração aumenta, causando um aumento na quantidade de oxigênio em cada alvéolo. Isso, por sua vez, aumentará a quantidade de gás que é transferida para o sangue, porque a quantidade de gás que entrará em um líquido está diretamente relacionada à pressão que ele exerce. Quanto maior a pressão do gás, maior será a quantidade desse gás que será absorvida pelo fluido.
2. O fornecimento de oxigênio é o resultado da transferência de oxigênio da atmosfera para as hemácias durante a ventilação e o transporte dessas hemácias para os tecidos através do sistema cardiovascular. O volume de oxigênio consumido pelo corpo em 1 minuto para manter a produção de energia é conhecido como consumo de oxigênio e depende do débito cardíaco adequado e do fornecimento de oxigênio às células pelos eritrócitos. Os RBCs podem ser descritos como os "tanques de oxigênio" do corpo. Esses tanques de oxigênio se movem ao longo das "rodovias" do sistema vascular para "descarregar" seu suprimento de oxigênio nos pontos de distribuição do corpo, os leitos capilares.

3. A respiração interna (celular) é o movimento, ou difusão, do oxigênio dos eritrócitos para as células do tecido. O metabolismo normalmente ocorre por meio da glicólise e do ciclo de Krebs para produzir energia. Embora não seja necessário compreender os detalhes específicos desses processos, é importante ter uma compreensão geral de seu papel na produção de energia. Como a troca real de oxigênio entre os eritrócitos e os tecidos ocorre nos capilares de paredes finas, qualquer fator que interrompa o suprimento de oxigênio interromperá esse ciclo. Um fator importante a esse respeito é a quantidade de líquido (ou edema) localizado entre as paredes alveolares, as paredes dos capilares e a parede das células do tecido (também conhecido como espaço intersticial). A hiperidratação do espaço vascular com cristaloide, que extravaza do sistema vascular para o espaço intersticial em 30 a 45 minutos após a administração, é um grande problema durante a reanimação. O oxigênio suplementar pode ajudar a superar alguns desses fatores. Os tecidos e células não podem consumir quantidades adequadas de oxigênio se as quantidades adequadas não estiverem disponíveis.

Fisiopatologia

O trauma pode afetar a capacidade do sistema respiratório de fornecer oxigênio de forma adequada e eliminar o dióxido de carbono das seguintes maneiras:

- Hipoxemia (diminuição do nível de oxigênio no sangue) pode resultar da diminuição da difusão de oxigênio através da membrana alveolar-capilar.
- A hipóxia (oxigenação tecidual deficiente) pode ser causada por:
  - A incapacidade do ar de alcançar os capilares, geralmente porque a via aérea está obstruída ou os alvéolos estão cheios de fluido ou detritos
  - Diminuição do fluxo sanguíneo para os alvéolos
  - Diminuição do fluxo sanguíneo para as células teciduais
- A hipoventilação pode resultar de:
  - Obstrução do fluxo de ar através das vias aéreas superiores e inferiores
  - Diminuição da expansão dos pulmões como resultado de lesão direta na parede torácica ou nos pulmões
  - Perda do impulso ventilatório, geralmente por causa da função neurológica diminuída, mais frequentemente após uma lesão cerebral traumática

A hiperventilação pode causar vasoconstrição, o que pode ser especialmente prejudicial no tratamento do paciente com lesão cerebral traumática.

A hipoventilação resulta da redução do volume minuto. Se não for tratada, a hipoventilação resulta em acúmulo de dióxido de carbono, acidose e, eventualmente, morte. O gerenciamento envolve melhorar a frequência e profundidade ventilatória do paciente, corrigindo problemas existentes nas vias aéreas e auxiliando a ventilação conforme apropriado.

VERIFIQUE SEU CONHECIMENTO

Gerar pressão negativa durante a inspiração requer um (a):

a. parede torácica intacta.
b. débito cardíaco adequado.
c. pressão arterial sistólica acima de 50 mm Hg.
d. estrutura de alvéolos intactos.

Pneumotórax aberto

Nas lesões penetrantes do tórax, objetos de vários tamanhos e tipos atravessam a parede torácica, entram na cavidade torácica e, possivelmente, lesionam os órgãos dentro do tórax. Normalmente, não existe espaço entre as membranas pleurais. No entanto, quando uma ferida penetrante cria uma comunicação entre a cavidade torácica e o mundo externo, o ar pode entrar no espaço pleural através da ferida durante a inspiração quando a pressão dentro do tórax é menor do que a pressão fora do tórax. O ar pode ser ainda mais encorajado a entrar na ferida se a resistência ao fluxo de ar através da ferida for menor do que através das vias aéreas. O ar no espaço pleural (pneumotórax) interrompe a aderência entre as membranas pleurais criadas pela fina película de líquido pleural. Juntos, esses processos causam o colapso do pulmão, impedindo a ventilação eficaz na parte colapsada. As feridas penetrantes resultam em um pneumotórax aberto somente quando o tamanho do defeito da parede torácica é grande o suficiente para que os tecidos circundantes não fechem a ferida pelo menos parcialmente durante a inspiração e / ou expiração **(Figura 5-4)**.

Figura 5-4 O ar no espaço pleural força o pulmão para dentro, diminuindo a quantidade que pode ser ventilada e, portanto, diminuindo a oxigenação do sangue que sai do pulmão.
© Associação Nacional de Técnicos de Emergência Médica (NAEMT).

As lesões pulmonares causadas por um objeto penetrante permitem que o ar escape do pulmão para o espaço pleural e resultam no colapso do pulmão. Em qualquer dos casos, o paciente fica com falta de ar. Para compensar a perda da capacidade de ventilação, o centro respiratório estimulará uma respiração mais rápida. Isso aumenta o trabalho ventilatório. O paciente pode ser capaz de tolerar o aumento da carga de trabalho por um tempo, mas se não for reconhecido e tratado, o paciente corre o risco de insuficiência ventilatória, que se manifestará pelo aumento da dificuldade respiratória conforme os níveis de dióxido de carbono no sangue aumentam e os níveis de oxigênio caem.

Um pneumotórax aberto envolve o ar que entra no espaço pleural, causando o colapso do pulmão. Um defeito na parede torácica que resulta na comunicação entre o ar externo e o espaço pleural é a marca registrada de um pneumotórax aberto. Lesões que levam a pneumotórax aberto incluem ferimentos por arma de fogo, tiros de espingarda, esfaqueamentos, empalamentos e, raramente, trauma contuso. Quando o paciente tenta inspirar, o ar atravessa a ferida aberta e entra no espaço pleural por causa da pressão negativa criada na cavidade torácica conforme os músculos da respiração se contraem. Em feridas maiores, pode haver fluxo livre de ar para dentro e para fora do espaço pleural com as diferentes fases da respiração. O ruído audível é frequentemente criado quando o ar entra e sai do orifício na parede torácica; portanto, esse tipo de ferida tem sido referido como "ferida torácica soprante" **(Figura 5-5)**.

Figura 5-5 Um tiro ou arma branca no tórax produz um orifício na parede torácica através do qual o ar pode fluir para dentro e para fora da cavidade pleural.
Cortesia de Norman McSwain, MD, FACS, NREMT-P.

Avaliação e manejo de um pneumotórax aberto

A avaliação do paciente com pneumotórax aberto geralmente revela dificuldade respiratória óbvia. O paciente está tipicamente ansioso e taquipneico (respirando rapidamente). A pulsação está elevada e potencialmente instável. O exame da parede torácica revela a ferida, que pode produzir sons de sucção audíveis durante a inspiração, com borbulhamento durante a expiração.

O tratamento inicial de um pneumotórax aberto envolve a vedação do defeito na parede torácica e a administração de oxigênio suplementar. O fluxo de ar através da ferida para a cavidade pleural é evitado aplicando-se um curativo oclusivo usando produtos comerciais como selos torácicos Halo, Asherman ou SAM ou métodos improvisados, como aplicação de folha de alumínio ou filme plástico; ao contrário da gaze simples, esses materiais não permitem o fluxo de ar através deles **(Figura 5-6)**

Figura 5-6 A. Selo torácico Halo. **B.** Selo torácico Asherman. **C.** Selo torácico SAM.
A: Reproduzido com permissão da Halo Chest Seal. Obtido em https://www.halochestseal.com/; **B:** Imagem cortesia da Teleflex Incorporated. © [2019} Teleflex Incorporated. Todos os direitos reservados; **C:** Reproduzido com permissão de SAM Chest Seal, SAM Medical. Obtido em https://www.sammedical.com/products/sam-chest-seal

Um paciente com pneumotórax aberto quase sempre tem uma lesão no pulmão subjacente, permitindo duas fontes de vazamento de ar, a primeira sendo o orifício na parede torácica e a segunda sendo o orifício no pulmão. Mesmo que uma lesão na parede torácica seja selada com um curativo oclusivo, o vazamento de ar para o espaço pleural pode continuar a partir do pulmão lesado, preparando o estágio para o desenvolvimento de um pneumotórax hipertensivo **(Figura 5-7)**.

Figura 5-7 Por causa da proximidade da parede torácica ao pulmão, seria extremamente difícil para a parede torácica ser lesada por trauma penetrante e o pulmão não ser lesado. Fechar o orifício na parede torácica não diminui

necessariamente o vazamento de ar para o espaço pleural; o vazamento pode vir do pulmão com a mesma facilidade.
© Associação Nacional de Técnicos de Emergência Médica (NAEMT).

> **VERIFIQUE SEU CONHECIMENTO**
>
> **Uma vítima com pneumotórax aberto sempre:**
>
> a. requer imobilização da coluna vertebral.
> b. apresenta-se com veias do pescoço distendidas.
> c. requer avaliação para tamponamento cardíaco.
> d. tem uma lesão pulmonar subjacente.

Selos de tórax

O ensino tradicional é que, para um pneumotórax aberto, o curativo oclusivo é fixado em três lados. Isso evita o fluxo de ar para a cavidade torácica durante a inspiração, ao mesmo tempo que permite que o ar escape pelo lado solto do curativo durante a expiração e previne o desenvolvimento de um pneumotórax hipertensivo. Em contraste, a aplicação de bandagem oclusiva em todos os quatro lados tem sido defendida como preferível a bandagem apenas em três lados; no entanto, nenhuma resposta definitiva para esse problema foi determinada.

Um estudo em animais comparou a resposta fisiológica de um pneumotórax aberto que foi completamente selado com um curativo oclusivo não ventilado comercial com a resposta nos casos selados com um curativo ventilado. Este estudo mostrou que ambos os selos melhoraram a fisiologia respiratória associada a um pneumotórax aberto; entretanto, o selo ventilado evitou o desenvolvimento de pneumotórax hipertensivo, o que o selo não ventilado não impediu. Essa descoberta levou o Comitê de Assistência a Baixas em Combate Tático dos militares a recomendar que, se disponível, uma vedação torácica ventilada é preferível a uma vedação torácica não ventilada (**Figura 5-8**). Uma vedação torácica sem ventilação é uma alternativa aceitável se o tipo "selo ventilado" não estiver disponível; entretanto, o paciente deve ser cuidadosamente observado quanto ao desenvolvimento subsequente de pneumotórax hipertensivo.

Figura 5-8 Selos torácicos ventilados foram mostrados em estudos com animais para prevenir o desenvolvimento de pneumotórax hipertensivo após selar uma ferida aberta no peito.
Cortesia da H & H Medical Corporation.

Em vista desta pesquisa, Prehospital Trauma Life Support (PHTLS) agora recomenda a seguinte abordagem para o tratamento de um pneumotórax aberto:

1. Coloque uma vedação torácica ventilada sobre a ferida torácica aberta.
2. Se um selo ventilado não estiver disponível, coloque um plástico ou folha quadrada sobre o ferimento e prenda em três lados.
3. Se nenhum destes estiver disponível, uma vedação torácica sem ventilação ou um material como gaze que evite a entrada e saída de ar pode ser usado; entretanto, esta abordagem pode permitir o desenvolvimento de um pneumotórax hipertensivo, portanto, o paciente deve ser cuidadosamente observado quanto a sinais de deterioração.
4. Se o paciente desenvolver taquicardia, taquipnéia ou outras indicações de dificuldade respiratória, remova o curativo por alguns segundos e aplique as ventilações conforme necessário.
5. Se a dificuldade respiratória continuar, presuma o desenvolvimento de um pneumotórax hipertensivo e realize uma toracostomia com agulha usando uma agulha de calibre 10 a 16 (calibre 10 a 16) de 3,5 polegadas (8 cm) de comprimento no quinto espaço intercostal ao longo do linha axilar anterior ou no segundo espaço intercostal na linha hemiclavicular.

Se possível, permita que a vítima busque uma posição confortável, como sentar-se ereto. Se a vítima quiser se deitar, coloque-a com o lado lesionado para baixo para reduzir o esforço respiratório do pulmão colapsado.

Se essas medidas não ajudarem o paciente de forma adequada, a intubação endotraqueal e a ventilação com pressão positiva podem ser necessárias, se a situação tática permitir. Se a pressão positiva for utilizada e um curativo tiver sido aplicado para selar a ferida aberta, o socorrista TECC precisa monitorar o paciente cuidadosamente observando o possível desenvolvimento de um pneumotórax hipertensivo. Se houver sinais de aumento da dificuldade respiratória, o curativo sobre a ferida deve ser removido para permitir a descompressão de qualquer tensão acumulada. Se isso for ineficaz, a descompressão com agulha e a ventilação com pressão positiva devem ser consideradas, se ainda não forem empregadas.

Nas situações em que a ventilação com pressão positiva está sendo realizada, a ferida não precisa ser selada. A ventilação com pressão positiva gerencia com eficácia a fisiopatologia geralmente associada ao pneumotórax aberto, ventilando o pulmão diretamente.

Pneumotórax hipertensivo

O pneumotórax hipertensivo é uma emergência com risco à vida. Como o ar continua a entrar no espaço pleural sem qualquer saída ou liberação, a pressão intratorácica aumenta. À medida que a pressão intratorácica aumenta, o comprometimento ventilatório aumenta e o retorno venoso ao coração diminui. A diminuição do débito cardíaco associada à piora das trocas gasosas resulta em choque profundo. O aumento da pressão no lado lesado do tórax pode eventualmente empurrar as estruturas do mediastino em direção ao outro lado do tórax **(Figura 5-9)**.

Figura 5-9 Pneumotórax de tensão. Se a quantidade de ar aprisionado no espaço pleural continuar a aumentar, não apenas o pulmão do lado afetado entrará em colapso, mas o mediastino se deslocará para o lado oposto. O pulmão do lado oposto é então comprimido e a pressão intratorácica aumenta, o que pode acotovelar a veia cava e diminuir retorno do sangue ao coração.
© Associação Nacional de Técnicos de Emergência Médica (NAEMT).

Essa distorção da anatomia pode impedir ainda mais o retorno venoso ao coração por meio do acotovelamento da veia cava inferior à medida que ela passa pelo diafragma. Além disso, a insuflação do pulmão no lado não lesado é cada vez mais restrita, resultando em mais comprometimento respiratório.

Qualquer paciente com lesão torácica corre o risco de desenvolver pneumotórax hipertensivo. Pacientes em risco particular são aqueles que provavelmente têm pneumotórax (por exemplo, paciente com sinais de fratura de costela), aqueles que têm um pneumotórax conhecido (por exemplo, paciente com ferida penetrante no tórax) e aqueles com lesão torácica que apresentam resultado positivo - ventilação de pressão. Esses pacientes devem ser monitorados continuamente quanto a sinais de aumento da dificuldade respiratória associada a comprometimento circulatório e rapidamente transportados para um serviço apropriado.

Avaliação e manejo de um pneumotórax de tensão

Os resultados durante a avaliação dependem de quanta pressão se acumulou no espaço pleural. Inicialmente, os pacientes apresentarão apreensão e desconforto. Eles geralmente se queixam de dores no peito e dificuldade para respirar. À medida que o pneumotórax hipertensivo piora, eles apresentam aumento da agitação, taquipnéia e dificuldade respiratória. Em casos graves, podem ocorrer cianose e apnéia.

A prioridade no manejo envolve a descompressão do pneumotórax hipertensivo. A descompressão deve ser realizada quando os três seguintes achados estiverem presentes:

1. Piora da dificuldade respiratória ou dificuldade de ventilação com um dispositivo bolsa-máscara
2. Sons respiratórios unilaterais diminuídos ou ausentes
3. Choque descompensado (pressão arterial sistólica <90 mm Hg com pressão de pulso reduzida)

Dependendo do cenário clínico e do nível de treinamento do provedor de atendimento pré-hospitalar, existem várias opções para descompressão pleural. Se a descompressão não for uma opção (ou seja, apenas suporte básico de vida [SBV] disponível e nenhum curativo oclusivo para remover), transporte rápido para um local apropriado durante a administração de oxigênio em alta concentração (fração de oxigênio inspirado [FiO2]> 85%) é imperativo. A assistência ventilatória com pressão positiva deve ser usada apenas se o paciente estiver hipóxico e não responder ao oxigênio suplementar, pois essa situação pode piorar rapidamente o pneumotórax hipertensivo. As ventilações auxiliares podem resultar no acúmulo de ar mais rapidamente no espaço pleural. Se a interceptação de suporte avançado de vida (SAV) for uma opção, ela deve ser realizada se a interceptação for mais rápida do que a chegada em uma sala de emergência apropriada.

> **(CAIXA 5-1)**
>
> **Sinais de Pneumotórax Hipertensivo**
>
> Embora os seguintes sinais sejam frequentemente discutidos com um pneumotórax hipertensivo, muitos podem não estar presentes ou são difíceis de identificar no campo.
>
> **Observação**
> - A cianose pode ser difícil de ver no campo. Iluminação deficiente, variação na cor da pele, sujeira e sangue associados ao trauma costumam tornar este sinal não confiável.
> - As veias cervicais distendidas são descritas como um sinal clássico de pneumotórax hipertensivo. No entanto, como um paciente com pneumotórax hipertensivo também pode ter perdido uma quantidade considerável de sangue, as veias do pescoço distendidas podem não ser proeminentes.
>
> **Palpação**
> - O enfisema subcutâneo é um achado comum. À medida que a pressão aumenta dentro da cavidade torácica, o ar começa a dissecar os tecidos da parede torácica. Como o pneumotórax hipertensivo envolve pressão intratorácica significativamente elevada, o enfisema subcutâneo pode frequentemente ser palpado em toda a parede torácica e pescoço e, às vezes, pode envolver também a parede abdominal e a face.
> - O desvio da traquéia geralmente é um sinal tardio. Mesmo quando está presente, pode ser difícil diagnosticar pelo exame físico. No pescoço, a traqueia está ligada à coluna cervical por fascias e outras estruturas de suporte; assim, o desvio da traqueia é mais um fenômeno intratorácico, embora o desvio possa ser palpado na incisura jugular se for grave. O desvio traqueal não é freqüentemente observado no ambiente pré-hospitalar.
>
> **Ausculta**
> - Diminuição dos sons respiratórios no lado lesionado. A parte mais útil do exame físico é verificar se há diminuição dos sons respiratórios do lado da lesão. No entanto, para usar este sinal, o profissional de atendimento pré-hospitalar deve ser capaz de distinguir entre sons normais e diminuídos. Essa diferenciação requer muita prática. Ouvir os sons da respiração durante cada contato com o paciente ajudará.

No paciente com pneumotórax aberto, se um curativo oclusivo tiver sido aplicado, ele deve ser aberto ou removido brevemente. Isso deve permitir que o pneumotórax hipertensivo se descomprima pela ferida com uma corrente de ar. Este procedimento pode precisar ser repetido periodicamente durante o transporte se os sintomas de pneumotórax hipertensivo reaparecerem. Se a remoção do curativo por vários segundos for ineficaz ou se não houver ferida aberta, um provedor de SAV pode prosseguir com uma toracostomia com agulha.

> **VERIFIQUE SEU CONHECIMENTO**
>
> **Qual é o sinal clássico do pneumotórax hipertensivo?**
>
> a. Desvio traqueal em direção ao lado da lesão
> b. Veias jugulares distendidas
> c. Desvio traqueal longe do lado da lesão
> d. Taxa de pulso abaixo de 60 batimentos por minuto

Descompressão com Agulha

A inserção de uma agulha no espaço pleural do lado afetado permite que o ar acumulado, sob pressão, escape. Embora os estudos em pacientes humanos tenham sido principalmente anedóticos, a descompressão com agulha demonstrou ser eficaz em modelo animal. A melhora imediata na oxigenação e na facilidade de ventilação pode salvar vidas.

Se um paciente com suspeita de pneumotórax hipertensivo foi previamente intubado, a posição do tubo endotraqueal (TE) deve ser avaliada e confirmada antes de realizar a descompressão da agulha. Se o tubo ET tiver posicionado mais para baixo da traquéia em um dos brônquios principais (geralmente o direito), o pulmão oposto não será ventilado. Os sons respiratórios e a expansão da parede torácica podem estar significativamente diminuídos. Nesses casos, o reposicionamento do tubo ET é garantido antes de considerar a descompressão por agulha.

O local preferido para a descompressão por agulha é o quinto espaço intercostal na linha axilar anterior do lado afetado do tórax. Uma vez colocado neste local, é menos provável que o cateter se desloque da parede torácica durante a movimentação do paciente. O pulmão do lado afetado é colapsado e desviado para o lado contralateral; portanto, é improvável que seja ferido durante o procedimento. A agulha e o cateter devem ser avançados até que o retorno de um jato de ar seja obtido e não avançam mais. Uma vez que a descompressão é alcançada, o cateter é fixado no tórax para evitar o deslocamento. A colocação inadequada (localização ou profundidade) pode resultar em lesões nos pulmões, coração ou grandes vasos **(Figura 5-10)**.

Figura 5-10 A descompressão por agulha da cavidade torácica é mais facilmente realizada e produz menos chance de complicações se for feita na linha axilar anterior através do quinto espaço intercostal.
© MariyaL / Shutterstock.

Vários estudos questionaram o local anteriormente preferido para a colocação do segundo ou terceiro espaço intercostal na linha hemiclavicular, observando que a espessura da parede torácica na linha hemiclavicular costuma ser maior do que o comprimento do cateter comumente usado para descompressão. As evidências sugerem que a colocação do cateter no quinto espaço intercostal na linha axilar anterior pode proporcionar maior sucesso. Um estudo usando tomografia computadorizada (TC) para revisar a espessura da parede torácica de pacientes com trauma observou uma espessura média da parede torácica na linha hemiclavicular de 46 mm (direita) e 45 mm (esquerda). Nos mesmos pacientes, a espessura média da parede torácica foi de 33 mm (direita) e 32 mm (esquerda) na linha axilar anterior. Os autores do estudo observaram que a descompressão da agulha usando uma agulha padrão de 5 cm falharia em 42,5% dos casos na linha hemiclavicular contra apenas 16,7% na linha axilar anterior. Os autores também observaram em um estudo em cadáveres que a descompressão da agulha no quinto espaço intercostal, linha axilar média, resultou em 100% de sucesso na colocação na cavidade torácica em comparação com apenas 57,5% na linha hemiclavicular.

A descompressão na linha hemiclavicular tem a vantagem de ser de fácil acesso para o profissional de atendimento pré-hospitalar. No entanto, há um risco maior de descompressão inadequada do tórax ou falha total devido ao comprimento inadequado do cateter ou posição subótima com a abordagem lateral. Conforme observado anteriormente, a espessura da parede torácica frequentemente faz com que o cateter nunca entre na cavidade torácica. As vantagens da colocação axilar anterior do cateter incluem sua relativa segurança e eficácia.

Independentemente do método escolhido, a descompressão deve ser realizada com uma agulha intravenosa (IV) de grande calibre (calibre 10 a 16) com pelo menos 8 cm (3,5 polegadas) de comprimento. O monitoramento cuidadoso do paciente após o procedimento é obrigatório. Uma revisão recente observou uma taxa de falha mecânica de 26% devido a dobra, obstrução ou deslocamento, com 43% das tentativas falhando em aliviar o pneumotórax hipertensivo **(Figura 5-11)**.

Figura 5-11 Descompressão com agulha.
© Jones e Bartlett Learning. Fotografado por Darren Stahlman.

Procedimento de descompressão por agulha TECC

1. Prepare o equipamento.
2. Tome precauções de isolamento de substâncias corporais.
3. Identifique o quinto espaço intercostal na parede torácica na linha axilar anterior no mesmo lado da lesão.
4. A agulha a ser usada para o procedimento é uma agulha de calibre 14 de 3,25 polegadas.
5. Limpe o local com uma solução antimicrobiana (álcool ou Betadine).
6. Insira a agulha no tórax.
    a. Remova a tampa de plástico da agulha de calibre 14 de 3,25 polegadas. Remova também a tampa da câmara do flash da agulha.
    b. Para descompressão lateral: Insira a agulha no quinto espaço intercostal perpendicular à parede torácica, aproximadamente na linha axilar anterior.

c. Certifique-se de que a entrada da agulha no tórax seja lateral à linha do mamilo e não direcionada para o coração.
d. Para descompressão anterior: Insira a agulha na pele sobre a borda superior da terceira costela, linha hemiclavicular, e direcione a agulha para o segundo espaço intercostal em um ângulo de 90 graus.
e. Conforme a agulha entra no espaço pleural, um "pop" é sentido, seguido por um possível assobio de ar. Certifique-se de que a agulha avança até o centro.
f. Remova a agulha, deixando o cateter no lugar.
g. Se o pneumotórax hipertensivo voltar a ocorrer (conforme observado pelo retorno do desconforto respiratório), repita a descompressão da agulha no lado lesionado.
7. Estabilize o hub do cateter na parede torácica com fita de gaze de ½ polegada.
8. Ouça o aumento dos sons respiratórios ou observe a diminuição da dificuldade respiratória.
9. Remova as luvas e descarte-as de maneira adequada.

Avaliação da eficácia da descompressão por agulha

Este procedimento, quando realizado com sucesso, converte o pneumotórax hipertensivo em um pneumotórax aberto desprezível. O alívio do esforço respiratório supera em muito o efeito negativo do pneumotórax aberto. Como o diâmetro do cateter de descompressão é significativamente menor do que as vias aéreas do paciente, é improvável que qualquer movimento de ar através do cateter comprometa significativamente o esforço ventilatório. O fornecimento contínuo de oxigênio suplementar, bem como suporte ventilatório conforme necessário, é apropriado. A documentação adequada das indicações para descompressão com agulha é importante, pois a vítima pode exigir um dreno torácico subsequente ou outras intervenções.

Descompressão bilateral por agulha para parada cardíaca traumática

Em situações em que um paciente com trauma torácico se apresenta sem pulso ou respiração, o Comitê para Atendimento Tático de Emergência a Baixas recomenda a descompressão bilateral com agulha para descartar o pneumotórax hipertensivo como causa de parada respiratória e cardíaca.

Pneumotórax de tensão pediátrico

Os sinais e sintomas do pneumotórax hipertensivo pediátrico são iguais aos de um adulto - sofrimento progressivo com trauma no tronco conhecido ou suspeito.

Como acontece com uma vítima adulta, um paciente pediátrico com pneumotórax hipertensivo geralmente se apresenta em choque com dificuldade respiratória grave e pode ou não ter desvio da traquéia para o lado não afetado. Se o pneumotórax for decorrente de trauma, procure contusões ou escoriações na parede torácica ou um pequeno ferimento por punção que não permita a livre circulação de ar entre a parte externa e a cavidade pleural.

A descompressão com agulha pediátrica usa a abordagem anterior na linha hemiclavicular do segundo espaço intercostal como a abordagem preferencial. Use uma agulha de calibre 14 ou maior, longa o suficiente para alcançar o espaço pleural. O tratamento deve ser realizado nos mesmos locais da vítima adulta:

- Sempre do lado lesionado
- Segundo espaço intercostal, linha hemiclavicular lateral à linha do mamilo e não direcionado ao coração
- Quarto ao quinto espaço intercostal anterior à linha axilar média

VERIFIQUE SEU CONHECIMENTO
Um tamanho de agulha / cateter apropriado para descompressão é _____ calibre

a. 8
b. 14
c. 18
d. 22

Resumo

- Trate o pneumotórax aberto com selos torácicos ventilados.
- O pneumotórax hipertensivo é uma das principais causas de morte evitável no cenário tático.
- O tratamento envolve deixar o ar preso escapar.
- Antecipação e reconhecimento são vitais.
- Lembre-se da natureza dinâmica das situações de atirador ativo / evento hostil (ASHE)!

Estação de Habilidade

Descompressão por Agulha

1. Prepare o equipamento.
2. Tome as precauções adequadas de isolamento de substâncias corporais.
3. Identifique que o desconforto respiratório progressivo é devido a um trauma torácico.
4. Identifique o quinto espaço intercostal na parede torácica na linha axilar anterior no mesmo lado da lesão.
5. Identifique se a agulha a ser usada para o procedimento é uma agulha de calibre 14 de 3,25 polegadas.
6. Identifique a importância de garantir que o local de entrada da agulha não seja medial à linha do mamilo.
7. Limpe o local com uma solução antimicrobiana (álcool ou Betadine).
8. Insira a agulha no tórax.
    a. Remova a tampa de plástico da agulha de calibre 14 de 3,25 polegadas. Remova também a tampa da câmara do flash da agulha.
    b. Para descompressão lateral: Insira a agulha no quinto espaço intercostal perpendicular à parede torácica, aproximadamente na linha axilar anterior.
    c. Para descompressão anterior: Insira a agulha na pele sobre a borda superior da terceira costela, linha hemiclavicular, e direcione a agulha para o segundo espaço intercostal em um ângulo de 90 graus.
        i. Certifique-se de que a entrada da agulha no tórax seja lateral à linha do mamilo e não direcionada para o coração.
    d. Conforme a agulha entra no espaço pleural, um "pop" é sentido, seguido por um possível assobio de ar. Certifique-se de que a agulha avança até o centro.
    e. Remova a agulha, deixando o cateter no lugar.
    f. Se o pneumotórax hipertensivo voltar a ocorrer (conforme observado pelo retorno do desconforto respiratório), repita a descompressão da agulha no lado lesionado.
9. Estabilize o hub do cateter na parede torácica com fita de gaze de ½ polegada.
10. Ouça o aumento dos sons respiratórios ou observe a diminuição da dificuldade respiratória.
11. Remova as luvas e descarte-as de maneira adequada.

REFERÊNCIAS E RECURSOS

Ferrie EP, Collum N, McGovern S. O lugar certo no espaço certo? Conhecimento do local para toracocentese com agulha. *Emerg Med J*. 2005; 22: 788-789.

Inaba K, Branco BC, Eckstein M, et al. Posicionamento ideal para toracostomia com agulha emergente: um estudo baseado em cadáveres. *J Trauma*. 2011; 71: 1099-1103.

Inaba K, Ives C, McClure K, et al. Avaliação radiológica de locais alternativos para descompressão por agulha de pneumotórax hipertensivo. *JAMA Surgery*. 2012; 147 (9): 813-818. doi: 10.1001 / archsurg.2012.751.

Kheirabadi BS, Terrazas IB, Koller A, Allen PB, Klemcke HG, Convertino VA, Dubick MA, Gerhardt RT, Blackbourne LH. Selos torácicos ventilados versus não ventilados para tratamento de pneumotórax e prevenção de pneumotórax hipertensivo em um modelo suíno. *J Trauma Acute Care Surg*. 2013; 75 (1): 150-156.

Kolinsky DC, Moy HP. EMS baseado em evidências: descompressão por agulha. Dados recentes podem nos levar a reconsiderar nosso local preferido para toracostomia. *EMS World*. Março de 2015; 44 (3): 28-30, 32-34.

Martin M, Satterly S, Inaba K, Blair K. A toracostomia com agulha proporciona descompressão adequada e eficaz do pneumotórax hipertensivo? *J Trauma Acute Care Surg*. 2012; 73 (6): 1412-1417.

Associação Nacional de Técnicos de Emergência Médica. *PHTLS: Prehospital Trauma Life Support*. 9ª ed. Burlington, MA: Grupo de Segurança Pública; 2019.

Módulo 6

Cuidados sob Ameaça Indireta / Zona Morna: MARCH—Circulação

OBJETIVOS DO MÓDULO

- Discutir a aplicação de torniquetes durante cuidados sob ameaça indireta/zona morna
- Discutir formas seguras e eficazes no controle de hemorragias para amputações parciais e completas
- Discutir aplicações da cinta pélvica
- Descrever a avaliação e o tratamento essencial do choque
- Discutir acesso venoso seguro e eficaz
- Descrever o uso do acido tranexâmico (TXA) no atendimento de vítimas
- Discutir a lógica e os conceitos da reanimação de controle de danos
- Discutir as potencias complicações associadas com a reanimação salina normal

Panorama da Circulação nos Cuidados sob Ameaça Indireta

Uma vez que as vias aéreas e a respiração estão garantidas o responsável pelo atendimento tático de emergência (TECC) reexamina o sangramento, controlado inicialmente enquanto a vítima estava na zona de ameaça direta/quente tanto por ela mesma ou por um cuidador. É importante lembrar que a situação tática pode piorar repentinamente, passando uma zona de ameaça indireta/ para uma zona de ameaça direta/quente o que necessita um movimento imediato do paciente e do socorrista.

Avaliação do torniquete e aplicação em zona de ameaça indireta

Torniquetes funcionam corretamente quando a compressão do tecido do membro interrompe o fluxo arterial sanguíneo e não há presença de um pulso distal. Torniquetes bem-projetados devem ser tanto fáceis de usar quanto duráveis. Destaca-se que, os torniquetes devem ser eficazes mecanicamente para garantir a oclusão do fluxo arterial sem pressão excessiva.

O uso de torniquetes está associado com complicações características, por exemplo, compressão insuficiente que só vai interromper o fluxo de sangue venoso, retendo o sangue no membro com consequências potencialmente prejudicais. O sangue retido pode causar edema no membro e perda de sangue na circulação geral, o que pode contribuir para o início de choque, além disso, o sangramento pode aumentar com o desenvolvimento de hipertensão venosa. Outras complicações incluem isquemia, compressão e reperfusão do ferimento. Células musculares em particular podem ser mais suscetíveis para efeitos de isquemia e reperfusão depois do uso prolongado de torniquetes, a compressão de nervos podem resultar em neuropatia e fraqueza, porem evidencias mostram que esse tipo de dano nos nervos é pequeno e reversível.

O exército americano, através do programa de cuidado tático de combate (TCCC) recomenda 3 torniquetes: Torniquete de aplicação de combate (CAT), torniquete das forças táticas de operações especiais (SOFTT) e o torniquete militar de emergência. Testes feitos pelo exército descobriu que esses três torniquetes foram 100% eficazes em parar o fluxo de sangue arterial aplicados nos membros de voluntários. Os torniquetes CAT e SOFTT utilizam uma correia e um molinete para gerar o aperto, já o torniquete militar de emergência é pneumático e utiliza uma bolsa pressórica para gerar a compressão, por fim, esses três torniquetes são para ser aplicados nas coxas ou antebracos (**Figura 6-1**).

Figura 6-1 A. CAT. **B.** SOFTT. **C.** Torniquete militar de emergência.
A: Courtesy of Peter T. Pons, MD, FACEP; **B:** Courtesy of TacMed Solutions; **C:** Reproduced with permission from Emergency & Military Tourniquet, Delfi Medical, Retrieved from http://www.delfimedical.com/emergency-military-tourniquet/.

Uma categoria separada de torniquetes chamada de torniquetes juncionais e formada por aparelhos feitos para parar sangramentos nas áreas entre o tronco e os membros onde torniquetes regulares não conseguem ser aplicados (**Figura 6-2**). O "grampo pronto para combate" do ingles "Combat Ready Clamp" (CRoC) foi desenvolvido especificamente para sangramento inguinal durante combate, ele comprime a arteria femoral na inguinal/área da virilha. Esse equipamento é dobrável, leve e tem um disco de plástico para aplicar pressão direta na artéria femoral, além disso há uma cinta de segurança acoplada no equipamento para segurar em volta do tronco.

Figura 6-2 Torniquetes juncionais vem sendo usado pelo exército americano em teatros de operações para controlar sangramento severo
Utilizado com permissão do SAM Medical.

Aplicação do torniquete

Um torniquete aplicado durante ameaça direta ou zona quente deve ser "Alto e apertado" ou o mais próximo possível da junção inguinal e/ou axilar (**Figura 6-3**). Durante a ameaça indireta ou zona X os torniquetes podem ser inspecionados e colocados próximos ao ferimento hemorrágico se for antecipado que o ferido ficara com o torniquete por um período prolongado antes da chegada no hospital para o qual está indo. Caso um torniquete não consiga parar o sangramento por completo outro pode ser aplicado próximo ao primeiro, colocando dois torniquetes lado a lado, a área de compressão será dobrada e a probabilidade do sucesso no controle da hemorragia poderá aumentar. Uma vez aplicado a área do torniquete não deverá ser coberta, isso permitirá uma fácil visibilidade e acompanhamento de hemorragias recorrentes. Por fim um torniquete deve ser aplicado para qualquer amputação parcial ou completa independentemente do sangramento.

Figura 6-3 Um torniquete aplicado durante ameaça direta ou zona quente deve ser "Alto e apertado" ou o mais próximo possível da junção inguinal e/ou axilar a não ser que um período prolongado de campo seja previsto.
© Jones & Bartlett Learning. Photographed by Darren Stahlman.

Aperto na aplicação

Um torniquete deve ser apertado o suficiente para interromper o fluxo de sangue arterial e oclui o pulso distal, um aparelho que só oclui o fluxo venoso do membro pode acabar piorando a hemorragia do ferimento, ademais a concentração venosa do sangue só entrar no membro, mas não consegue sair pode, teoricamente, levar a uma síndrome compartimental que necessite de intervenção cirúrgica. Existe uma relação direta entre a quantidade de pressão necessária para controlar a hemorragia e o tamanho do membro, por conta disso, em média, será necessária mais compressão em um torniquete aplicado na perna do que no braço para conter uma hemorragia. Caso um torniquete seja aplicado de forma correta, mas não parou o sangramento um segundo torniquete pode ser usado e aplicado adjacente ao primeiro a adição de um segundo torniquete providencia compressão adicional e usualmente para o sangramento de forma bem sucedida caso um torniquete não seja suficiente.

Tempo limite

Torniquetes arteriais vem sendo utilizados rotineiramente e seguramente de 120 a 150 minutos na sala de cirurgia sem danos significativos nos nervos ou músculos. Até mesmo em áreas suburbanas e rurais o tempo de transporte de veículos de serviços de emergência medica são bem menores que o tempo máximo do torniquete. Em geral, um torniquete aplicado em um cenário pré-hospitalar deve permanecer no paciente até que ele chegue a um local definitivo de cuidado hospitalar apropriado mais próximo. O uso de torniquetes no exército americano não mostrou deterioração significativa com o uso prolongado desse equipamento, caso o uso de torniquetes seja necessário há altas chances de o paciente necessitar de cirurgia de emergência para controlar a hemorragia, por conta disso um centro de trauma seria uma instalação ideal.

No passado era recomendado que o torniquete fosse aliviado a cada 10 a 15 min para liberar a passagem de sangue para o membro lesionado com o pressuposto que esse sangue ajudaria a preservar o membro e diminuir o risco de uma possível amputação. Essa pratica só serve para aumentar a perda de sangue no paciente e não faz nada para o membro lesionado, por conta disso, uma vez aplicado o torniquete deve ser deixado no local até a remoção em um centro de emergência.

É necessário uma exposição e uma marcação clara com o tempo de aplicação, reaplicação e/ou remoção do torniquete, caso possível a utilização de caneta permanente para documentar o tempo no torniquete. Aplicação do torniquete deve ser anotada na etiqueta de triagem e/ou no relatório de cuidado do paciente. Por fim, um torniquete pode ser doloroso para um paciente consciente aguentar, por conta disso deve se levar em consideração o controle da dor, dado que o paciente não tenha sinais de choque de classe 3 ou 4.

(CAIXA 6-1)
Protocolo para a aplicação do torniquete

Torniquetes devem ser utilizados para controlar uma hemorragia caso a pressão direta ou curativo compressivo não sejam possíveis ou falhem. Os passos para a aplicação do torniquete estão a seguir:

1. Aplique um torniquete fabricado comercialmente no nível da virilha para membro inferior ou na axila para membro superior.
2. Aperte o torniquete até que a hemorragia pare e os pulsos não sejam mais palpáveis, depois fixe-o no lugar.
3. Anote o horário de aplicação em um pedaço de fita e fixe-o no torniquete. Por exemplo, "TK2145" significa que o torniquete foi aplicado as 21:45.
4. Deixe o torniquete descoberto para que ele possa ser monitorado. Caso o sangramento persista após a aplicação e o aperto do torniquete inicial um segundo torniquete pode ser aplicado de forma adjacente ao primeiro
5. Antecipe a necessidade do controle da dor
6. Transporte o paciente, idealmente para uma unidade de emergência hospitalar com capacidade cirúrgica

TESTE SEU CONHECIMENTO
Compressão insuficiente do torniquete resultará em:

a. Aumento na taxa de sepse do membro ferido
b. Riscos de embolia circulatória
c. Riscos de perda de sangue da circulação geral
d. Atraso o início do choque

Cinta Pélvica

O "New Brunswick Trauma Program Consensus Statement on Pelvic Binders" diz: a compressão circunferencial obtida pela cinta pélvica providencia uma estabilização com antecedência de um paciente com suspeita ou confirmação de fratura pélvica instável. Estabilização da pelve por sua vez reduz o volume pélvico que tampona o sangramento, há também a redução de movimentos de fraturas, que diminui a dor e ajuda a minimizar o risco de ruptura vasos sanguíneos importantes.

Estabilização de Fraturas pélvicas

O "2016 TCCC Guidelines Change 1602 "reportou o resultado da aplicação da cinta pélvica em lesões traumáticas em cadáveres humanos: "dispositivos comerciais ... lençóis circunferências foram comparados em uma variedade de combinações em cinco estudos diferentes. Todos os dispositivos testados providenciaram redução quase anatômica das fraturas com mínima superredução. Movimentos angulares foram controlados durante simulação do cuidado do paciente em um dos estudos. Em geral, não foram encontradas diferenças significativas entre os dispositivos comerciais e os lençóis circunferências.

Além disso, o "2016 TCCC Guidelines Change 1602" avisou aos socorristas que:" posicionamento da cinta no nível da sínfise púbica e do trocanteres maior (afastado da asa do ilíaco) mostrou uma reducao na fratura pélvica instável mais eficaz e com uma forca menor. Tenha cuidado para não colocar o cinto pélvico muito alto pois pode resultar na reducao inadequada da fratura pélvica e pode causar um aumento no sangramento."

Controle da hemorragia pélvica

Suspeitos de fratura pélvica de alta energia (causados por eventos de alta energia Ex: colisão automobilística) devem ter o cinto pélvico aplicado no campo, contudo frequentemente não é possível diferenciar entre uma fratura instável e uma estável, por conta disso um socorrista prudente do TECC irá aplicar a cinta.

Vários estudos clínicos tentaram avaliar a eficácia da cinta pélvica para controle de hemorragia. Um desses estudos foi conduzido por Fu e Wang, nesse estudo houve uma avaliação retrospectiva de 585 pacientes com fratura pélvica que necessitavam de uma transferência para um centro de trauma. Desses pacientes, aqueles que tiveram o cinto pélvico aplicado antes da transferência, passaram menos tempo no hospital e precisaram de menos transfusões de sangue.

Por fim, há uma pequena evidencia clínica, mostrando que cintas pélvicas podem reduzir a necessidade de transfusões de sangue e hemorragias letais quando comparado com outros métodos.

Indicações e contra-indições do uso da cinta pélvica

Após estudos cuidadosos, o Co-TCCC concluiu que:" as indicações selecionadas para o uso da cinta pélvica incluem suspeitos de fratura pélvica causada por um mecanismo de força severa ou ferimento de explosão com um ou mais das seguintes indicações:

- Dor pélvica
- Qualquer amputação em membros inferiores ou quase amputação
- Resultado de exame físico sugerindo uma fratura pélvica
- Perda de consciência
- Choque

A cinta pélvica é contraindicado quando há um objeto empalado que seria coberto pela cinta. De acordo com uma declaração do New Brunswick Trauma Program," nos casos em que o paciente pode ter fraturas no fêmur e instabilidade na pelve a imobilização da pelve deve ser completada antes do fêmur, além disso deve-se considerar a interferência das talas de tração com a cinta pélvica, nesses casos e recomendado a utilização de imobilização padrão para os membros inferiores. Note que talas de tração são contraindicadas caso a vítima seja hemodinamicamente instavel, nesses casos deve-se acelerar o transporte.

Aplicação da cinta pélvica

O TCCC alerta os socorristas para não rolar as vítimas com suspeita de fratura pélvica, visto que isso pode aumentar o sangramento interno, por conta disso é preciso seguir as instruções do fabricante e dos protocolos locais (Figura 6-4). Ademais, o torniquete de junção SAM e o equipamento de junçíao de emergência (JETT) podem ser utilizados como cintas pélvicas improvisados.

Figura 6-4 Uma cinta pélvica disponível comercialmente
© Jones & Bartlett Learning. Photographed by Darren Stahlman.

Avaliação do choque

Choque é o estado em que ocorre a mudança do funcionamento celular passando do metabolismo aeróbico para anaeróbico secundário a hipoperfusão do tecido celular, como resultado a entrega de oxigênio no nível celular e inadequado e não supre a demanda do metabolismo do corpo. Choque não é definido como baixa de pressão sanguínea, batimento cardíaco acelerado ou pele fria, esses sintomas são as manifestações do processo patologico completo chamado de choque. A definição correta de choque é falta de oxigenação do do tecido em nivel celular que leva a um metabolismo anaeróbico e deficiência da produção de energia necessaria para sustentar a vida.

O choque pode levar a morte de um paciente em campo, por mais que a morte possa levar algumas horas, dias ou até semanas, a causa mais comum dessa morte é a falha de uma reanimação inicial. A falta de oxigenação feita por sangue arterial resultará em um metabolismo anaeróbico e diminuição da função das células necessárias para a sobrevivência de órgãos, por mais que algumas células consigam sobreviver inicialmente, a morte celular pode ocorrer mais tarde, pois as celulas sobreviventes não consiguirão executar suas funções de forma adequada.

Table 6-1 Tempo de tolerância dos órgãos a isquemia

Órgão	Tempo de isquemia quente
Coração, cérebro e pulmões	4 a 6 minutos
Rins, fígado, trato gastrointestinal	45 a 90 minutos
Músculo, osso e pele	4 a 6 horas

(TABELA)
© National Association of Emergency Medical Technicians (NAEMT)

Os principais determinantes da oxigenação celular são o coração (atuando como uma bomba/motor do sistema), volume do fluido (atuando como fluido hidráulico) os vasos sanguíneos (atuando como tubos), e, finalmente as células do corpo. Baseado nesses componentes do sistema de oxigenação o choque pode ser classificado nas seguintes categorias:

1. Choque hipovolêmico é principalmente hemorrágico em pacientes com trauma e está relacionado com a perda de células sanguíneas com capacidade de carregar oxigênio e volume do fluido, essa é a causa mais comum de choque em pacientes traumatizados.
2. Choque distributivo ou vasogênico está relacionado com a anormalidade no tônus vascular e pode ser causado por diversas causas. No trauma a causa mais comum são lesões na medula espinhal.
3. Choque cardiogênico está relacionado com uma interferência na capacidade de bombear do coração

De longe a causa mais comum do choque, em pacientes de trauma, é a hemorragia e a atuação mais segura no cuidado de um paciente de trauma é considerar a hemorragia como a causa do choque até que seja provado o contrário.

TESTE SEU CONHECIMENTO

Choque é definido como:

a. Frequência de pulso maior do que 140 batimentos por minuto
b. Oxigenação tecidual inadequada a nível celular
c. Pressão sanguínea diastólica menor que 50 mm Hg por mais de 20 minutos
d. Oxímetro de pulso mostrando Spo2 menor que 84%

Tabela 6-2 Tipos de Choque no Trauma

	Choque Hipovolêmico	Choque Cardiogênico	Choque Distributivo
Ocorre em/devido a	Perda do volume circulante	Função cardíaca prejudicada	Dilatação anormal do compartimento vascular

	Perda de sangue (choque hemorrágico) Perda de plasma (pacientes queimados)	Pneumotórax hipertensivo Tamponamento pericárdico Contusão Cardíaca	Lesão alta da medula espinhal
Temperatura / qualidade da pele	Fria, úmida	Fria, úmida	Quente, seca
Cor da pele	Pálida, cianótica	Pálida, cianótica	rosada
Pressão sanguínea	reduz	reduz	reduz
Nível de consciência	Altera	Altera	Lúcido
Tempo de reenchimento capilar	Retardado	Retardado	Normal

Choque hipovolêmico

Perda de sangue intensa por hemorragia (perda de plasma e hemácias) causa uma disparidade na relação entre o volume do conteúdo (sangue) e o tamanho do contigente (vasos sanguíneos), isso ocorre pois o contigente retém seu tamanho, mas o volume do fluido diminui. Choque hipovolêmico é a causa mais comum do choque encontrado no ambiente do TECC, e a perda de sangue é de longe a causa mais comum do choque no trauma.

Quando ocorre perda de sangue da circulação o coração é estimulado para aumentar a saída de sangue por uma ampliação da força e da frequência de suas contrações, esse estimulo é um resultado da liberação de epinefrina pelas glândulas adrenais, ao mesmo tempo o sistema nervoso simpático libera norepinefrina para contrair os vasos sanguíneos para diminuir o tamanho do contigente e aproximar com a proporção do fluido que ainda está presente. Vasoconstrição resulta no fechamento dos capilares periféricos que, por sua vez, reduz a entrega de oxigênio para as células afetadas e força essas células a passarem do metabolismo aeróbico para anaeróbico no nível celular.

Esse sistema de defesa compensatório funciona bem até certo ponto e manterá os sinais vitais do paciente por um período de tempo. Um paciente que tem sinais de compensação como taquicardia não está "entrando em choque", mas sim já está em um estado de choque. Quando o mecanismo de defesa não consegue compensar pela quantidade de sangue perdida, a pressão sanguínea do paciente cairá, essa perda de pressão vai mudar o choque de compensado para descompensado—sinal da imanência da morte a não ser que ocorra reanimação, esse paciente que entrará em choque descompensado tem um último estágio de declínio—choque irreversível levando a morte.

TESTE SEU CONHECIMENTO

Como se identifica a transição do choque hipovolêmico compensado para descompensado?

a. Queda na pressão sanguínea
b. Frequência cardíaca cai para abaixo de 50 batimentos por minuto
c. Paciente começa a suar profundamente
d. Paciente começa a ter tosses secas e intensas

Choque Hemorrágico

O homem adulto normal (70kg) tem aproximadamente 5 litros de sangue circulante (**Figura 6-5**). Choque hemorrágico (choque hipovolêmico resultante de perda de sangue) é categorizado em 4 classes, dependentes da gravidade e do tamanho da hemorragia (**Tabela 6-3**). Entenda que os valores descritos para os critérios listados para essas classes de choque não devem ser interpretados como determinantes absolutos, pois pode haver sobreposição significativa dos achados da classificação.

Tabela 6-3 Classificação do Choque Hemorrágico

	Class I	Class II	Class III	Class IV
Perda de sangue (ml)	<750	750–1,500	1,500–2,000	>2,000
Perda de sangue (% volume sanguíneo)	<15%	15–30%	30–40%	>40%
Frequência do pulso	<100	100–120	120–140	>140
Pressão sanguínea	Normal	Normal	Reduzida	Reduzida
Pressão de Pulso (mm Hg)	Normal ou aumentado	Reduzido	Reduzido	Reduzido
Frequência Ventilatória	14–20	20–30	30–40	>35
Sistema nervoso Central / estado mental	Pouco ansioso	Ligeiramente ansioso	Ansioso, confuso	Confuso, letárgico
Reposição de fluidos	Cristaloide	Cristaloide	Cristaloide e sangue	Cristaloide e sangue

Note: Os valores e as descrições para os critérios listados para essas classes de choque não devem ser interpretados como determinantes absolutos na classe de choque visto que existe sobreposição significativa.
Source: From American College of Surgeons (ACS) Committee on Trauma. Advanced Trauma Life Support for Doctors: Student Course Manual. 8th ed. Chicago, IL: ACS; 2008.

Figura 6-5 O homem adulto normal (70Kg) tem aproximadamente 5 litros de sangue
© Jones & Bartlett Learning.

Hemorragia classe 1 representa uma perda de sangue de aproximadamente 15% (até 750 ml) do volume em um adulto (**Figura 6-6**), esse estado apresenta poucas manifestações clinicas. Taquicardia é mínima e não há mudanças mensuráveis na pressão sanguínea, pulso e frequência respiratória. A maioria dos pacientes que sofreram essa hemorragia necessitam somente fluido de manutenção visto que não há mais perda de sangue. O mecanismo de compensação do corpo restabelece o contigente intravascular e a taxa do volume do fluido, além de auxiliar na manutenção da pressão sanguínea.

Figura 6-6 Hemorragia classe 1
© Jones & Bartlett Learning.

Hemorragia classe 2 representa perda de sangue de 15% a 30% (750 a 1500 ml) (**Figura 6-7**). A maioria dos adultos tem a capacidade de compensar por essa perda de sangue pela ativação do sistema nervoso simpático que irá manter a pressão sanguínea. Achados clínicos incluem aumento na frequência respiratória, taquicardia, e uma diminuição da pressão do pulso. As pistas clinicas para essa fase são a taquicardia, taquipneia e pressão sanguínea sistólica normal, chamado de choque compensado, pois o paciente está em choque porém tem a capacidade de compensar no momento. O paciente frequentemente demonstra ansiedade ou uma resposta de fuga. Embora não seja medido no campo, o débito urinário tem uma pequena queda de 20 a 30 ml/hora em um adulto na tentativa de preservar o volume circulante. Em certas ocasiões esses pacientes podem necessitar transfusão de sangue no hospital, todavia uma maioria responderá bem para uma infusão de cristaloide se a hemorragia já estiver controlada nesse ponto, além disso esses pacientes estão com uma leve ansiedade e diaforéticos.

Figura 6-7 Hemorragia classe 2
© Jones & Bartlett Learning.

Hemorragia classe 3 representa uma perda de 30% a 40% (1500 a 2000 ml) do sangue (**Figura 6-8**). Quando a perda de sangue chega nesse ponto a maioria dos pacientes não tem a capacidade de compensar por essa perda do volume o que causa hipotensão. Os achados de choque são óbvios e incluem taquicardia (frequência cardíaca maior que 120 bpm), taquipneia (frequência respiratória de 30 a 40 irpm) e uma ansiedade severa ou confusão, além disso a excreção de urina cai para 5 a 15 ml/hora. A maioria desses pacientes necessitarão de uma transfusão de sangue e intervenção cirúrgica para reanimação adequada e controle da hemorragia.

Figura 6-8 Hemorragia classe 3
© Jones & Bartlett Learning.

Hemorragia classe 4 representa uma perda maior de 40% do sangue (maior que 2000 ml) (**Figura 6-9**). Esse estágio de choque grave é caracterizado com taquicardia marcante (frequência cardíaca maior que 140 bpm), taquipneia (frequência respiratória maior que 35 irpm), confusão profunda ou letargia e uma alta queda na pressão sanguínea sistólica normalmente na faixa de 60 mm Hg. Esse paciente tem apenas alguns minutos de vida restante e sua vida depende no controle imediato da hemorragia (cirurgia para hemorragia interna) e reanimação incluindo transfusão de sangue e plasma com mínimo de cristaloide.

Figura 6-9 Hemorragia classe 4
© Jones & Bartlett Learning.

TESTE SEU CONHECIMENTO

O sistema nervoso simpático é capaz de responder até uma hemorragia classe_____
a. 2
b. 3
c. 4
d. O sistema nervoso simpático é incapaz de cuidar de uma situação de hemorragia

Reanimação volêmica no choque hemorrágico

A velocidade na qual um paciente desenvolve o choque depende quão rápido a perda de sangue é. Um paciente com trauma que teve perda de sangue precisa ter a fonte dessa perda controlada, caso a perda de sangue seja significativa será necessário reposição sanguínea. O fluido perdido é sangue total contendo todos os diversos componentes, incluindo hemácias com capacidade de carregar oxigênio, plaquetas e proteínas para manter a pressão oncótica.

Pesquisas sobre o choque também mostraram que, para perda de sangue, a proporção de reposição com solução de eletrólitos deve ser de 3 litros para cada litro de sangue perdido. Essa alta proporção de fluido de reposição era necessária pois apenas um quarto a um terço do volume de uma solução cristaloide isotônica como soro fisiológico (SF 0,9%) ou solução de ringer lactato se mantem no espaço intravascular por 30 a 60 min após infusão.

Além disso, a pesquisa de choque também mostrou que a aplicação de um volume limitado de solução eletrolítica antes da reposição de sangue é o método mais seguro durante o transporte para o hospital. O resultado da administração de muita solução cristaloide é o aumento do fluido intersticial (edema)que pode prejudicar a transferência de oxigênio das hemácias para o tecido celular, ademais o objetivo dessa aplicação não é de aumentar a pressão sanguínea para níveis normais, mas sim para providenciar liquido para permitir a oxigenação e continuar provendo hemácias oxigenadas para o coração, cérebro e pulmões. O aumento da pressão para níveis normais só aumentara a diluição das plaquetas e irá interromper qualquer coagulo que já está formado o que irá aumentar a hemorragia.

A melhor solução cristaloide para tratar choque hemorrágico é a solução de ringer de lactato, soro fisiológico é outra solução cristaloide isotônica que pode ser usada para repor o volume perdido, porém seu uso pode, teoricamente, produzir hipercloremia (aumento no nível de cloreto do sangue) levando a acidose.

Com perda de sangue significativa, o fluido de reposição ideal é aquele que se aproxima ao máximo do sangue total. O primeiro passo é a administração de hemácias e plasma nas proporções 1:1 ou 1:2, porém essa intervenção só é disponível no hospital, ou seja, no ambiente civil. Outros fatores como plaquetas, crioprecipitado e outros fatores coagulantes são adicionados conforme sejam necessitados pois o plasma já contém um grande número de fatores coagulantes e outros componentes necessários para o controle da perda de sangue em pequenos vasos. Existem 13 fatores na cascata de coagulação, em pacientes com uma grande perda de sangue que consequentemente necessitarão de um alto volume de sangue de reposição, a maioria dos fatores foram perdidos e a transfusão de plasma e uma fonte adequada para a maioria desses fatores. Caso ocorra uma grande perda de sangue o controle da hemorragia nos grandes vasos por abordagem cirúrgica ou, em alguns casos, procedimento endovascular com colocação de molas ou esponjas hemostáticas se torna prioridade.

> **TESTE SEU CONHECIMENTO**
>
> **Qual é o objetivo na reanimação hídrica de choque hemorrágico?**
>
> a. Administração de solução cristaloide para levar a pressão sanguina sistólica a 120 mm Hg.
> b. Alterar entre administração de cristaloide e plasma para evitar cavitação.
> c. Alterar entre Lactato ringer e soro fisiológico para uniformizar o desequilíbrio de eletrólitos.
> d. Providenciar liquido para manter a oxigenação para que hemoglobinas oxigenadas cheguem ao coração, cérebro e pulmões.

Choque neurogênico

"Choque" neurogênico ou, mais apropriado, hipotensão neurogênica ocorre quando a medula espinhal é lesionada e causa uma interrupção na via do sistema nervoso simpático, essa lesão normalmente está associada com a área toracolombar e níveis torácicos. Devido a perda do controle simpático no sistema vascular, que é responsável pelos músculos lisos nas paredes dos vasos sanguíneos, os vasos periféricos dilatarão abaixo do nível da lesão. A diminuição da resistência sistêmica vascular e vasodilatação periférica que ocorrem quando o contingente do volume sanguíneo aumenta resultará em hipovolemia, todavia o paciente não será hipovolêmico, mas sim o volume de sangue normal será insuficiente para encher o contingente expandido.

Normalmente a oxigenação do tecido continua adequada no choque neurogênico e o fluxo sanguíneo continua normal por mais que a pressão esteja baixa (hipotensão neurogênica). Ademais a produção de energia continua adequada durante o choque neurogênico portanto, essa diminuição na pressão sanguínea não é "choque" pois a produção de energia não é afetada, todavia devido à baixa resistência do fluxo sanguíneo a pressão sistólica e diastólica é mais baixa (**Tabela 6-4**)

Table 6-4 Sinais associados com tipos de choque

Sinal Vital	Hipovolêmico	Neurogênico	Cardiogênico
Temperatura / qualidade da pele	Fria, úmida	Quente, seco	Fria, úmida
Cor da pele	Pálida, cianótica	Rosada	Pálida, cianótica
Pressão sanguínea	Reduz	Reduz	Reduz
Nível de Consciência	Altera	Lucido	Altera
Tempo de reenchimento capilar	Diminui	Normal	Diminui

© National Association of Emergency Medical Technicians (NAEMT)

Tanto o choque hipovolêmico descompensado, quanto o choque neurogênico causam uma diminuição na pressão sanguínea sistólica, no entanto os outros sinais vitais e clínicos, assim como o tratamento para cada são diferentes. Queda na pressão sistólica e diastólica e uma pressão de pulso reduzida caracterizam um choque hipovolêmico, o choque neurogênico também apresenta diminuição na pressão sistólica e diastólica porém a pressão de pulso se mantém ou aumenta. Hipovolemia torna a pele fria, pegajosa, pálida ou cianótica além de atrasar o tempo de reabastecimento dos capilares enquanto no choque neurogênico o paciente apresenta pele quente, seca principalmente abaixo da área da lesão. Já o pulso no choque hipovolêmico é fraco, filiforme e rápido e no choque neurogênico, devido à falta de oposição na atividade parassimpática do coração, a bradicardia é observada ao invés da taquicardia, porém a qualidade do pulso pode ser débil. Hipovolemia também produz uma queda no nível de consciência ou ansiedade e frequentemente combatividade. Na falta de uma lesão traumática no cérebro o paciente que apresenta choque neurogênico esta alerta, orientado e lucido na posição supina.

(CAIXA 6-2)
Choque neurogênico versus choque medular

O termo choque neurogênico faz referência a interrupção do sistema nervoso simpático tipicamente causada por uma lesão na medula espinhal ou por um fenômeno hemodinâmico nos quais resultarão em uma dilatação significante das artérias periféricas, sem abordagem adequada pode resultar em uma oxigenação deficiente do tecido corporal. Por mais que essa condição seja englobada junta com choque medular, elas não podem ser confundidas visto que a segunda se refere a uma diminuição temporária dos arcos reflexos dentro da medula espinhal que ocorre juntamente com lesão medular.

Pacientes com choque neurogênico frequentemente estão associados com lesões que produzem hemorragias significantes, por conta disso, um paciente que apresenta choque neurogênico e sinais de hipovolemia, como a taquicardia, deve ser tratado como se tivesse perda de sangue.

TESTE SEU CONHECIMENTO

Pressão de pulso reduzida diferencia o choque_____ do choque_____

a. Hemorrágico; pulmonar
b. Hipovolêmico; neurogênico
c. Neurogênico; cardiogênico
d. Neurogênico; pulmonar

Acesso intravenoso

Outro passo importante na reanimação é a restauração do sistema cardiovascular para restabelecer a oxigenação celular tecidual o mais rápido possível, essa etapa não envolve a restauração da pressão sanguínea normal, mas sim a adição de fluidos para garantir que os órgãos do corpo sejam oxigenados. Visto que não há disponibilidade de sangue no ambiente pré-hospitalar pode-se utilizar ringer lactato, que além de sódio e cloreto ele também contém pequenas quantidades de potássio, cálcio e lactato que ajudam na expansão do volume, ou outra solução cristaloide isotônica como o soro fisiológico para a reanimação do trauma. Todavia, essas soluções cristaloides como o ringer lactato e o soro fisiológico não substituem as hemácias ou as plaquetas perdidas que são necessárias no controle do sangramento, por conta disso transporte imediato de um paciente gravemente ferido para um hospital é uma necessidade absoluta.

Dentro dos cuidados sob ameaça indireta / zona morna é recomendado um cateter de calibre 18 pois ele providencia um acesso adequado para a aplicação de fluidos de reanimação e medicamentos. Até que o paciente saia da área tática um dispositivo de bloqueio é recomendado conectatado no cateter venoso, a não ser que a necessidade de fluidos seja imediata, para essa aplicação encha o bloqueio salino *("saline lock")* com 5 ml de soro fisiológico imediatamente e repita o processo a cada 1 a 2 horas para manter a via venosa aberta. Note que a linha intravenosa não deve ser feita em uma extremidade que tenha uma lesão grave próxima da área de inserção.

Acesso intraósseo

Se o paciente está na zona de ameaça indireta/morna e ele precisa de reanimação hídrica ou se o acesso intravenoso não puder ser feito o acesso intraósseo pode ser apropriado. Esse método de acesso vascular pode ser feito de diversas maneiras, ele pode ser feito por técnica de via esternal utilizando aparelhos apropriados.

Figura 6-10 A. Agulhas intraósseas e dispositivos intraóssea para inserção manual (diversos tamanhos apresentados). **B.** Driver esterno intraósseo
© Jones & Bartlett Learning. Photographed by Darren Stahlman.

Aparelhos especiais como o Pyng FAST1, um dispositivo de injeção óssea e o EZ-IO também podem ser utilizados para acessar áreas na tíbia distal acima do tornozelo, na tíbia proximal, no fêmur distal, no úmero proximal ou no esterno (porém um EZ-IO não deve ser utilizado na área do esterno) (**Figura 6-11**).

Figura 6-11 A. Inserção na área do esterno no manúbrio abaixo da fenda supraesternal. Note que o EZ-IO não pode ser usado na área do esterno. **B.** Inserção tibial distal acima do tornozelo. **C.** Inserção tibial proximal abaixo do joelho.
© National Association of Emergency Medical Technicians (NAEMT).

Para transportes longos ou prolongados para o cuidado definitivo o acesso intraósseo vascular pode ter um papel em pacientes adultos do trauma.

1. Organize o equipamento que incluirá a agulha de infusão intraóssea, seringa com pelo menos 5 ml de soro fisiológico estéril, antisséptico, fluido e cateteres de acesso intravenoso e fita, depois garanta a isolação das substancias do corpo, coloque o paciente na posição supina. A escolha da área de inserção pode ser na cabeça umeral, fêmur distal, tíbia ou esterno já para pacientes pediátricos uma inserção comum é a tíbia antero-medial proximal abaixo da tuberosidade tibial. O profissional de atendimento pré-hospitalar irá identificar a área de inserção na tíbia enquanto outro cuidador estabilizará a extremidade inferior, pôr fim a área de inserção deve ser limpada com um antisséptico (**Figura 6-12**).
2. Posicionar o dispositivo de inserção (furadeira) e a agulha em um ângulo de 90 graus em relação ao osso selecionado, ative a furadeira e insira a agulha passando pela pele e atingindo o cortex ósseo. Um "pop" será percebido quando uma vez que a agulha chegar no córtex ósseo (**Figura 6-13**).
3. Assim que uma falta de resistência for percebida solte o gatilho da furadeira e enquanto um cuidador segura a agulha, remova a furadeira da agulha (**Figura 6-14**).
4. Solte e remova o "mandril" do centro da agulha (**Figura 6-15**).
5. Fixe a seringa com o soro fisiológico a agulha, puxe a extremidade anterior da seringa procurando encontra fluido da cavidade da matriz óssea para misturar com o soro fisiológico. Furos "secos" não são incomuns (**Figura 6-16**).
6. Depois injete 5 ml do soro fisiológico ficando atento para sinais de infiltração, caso não haja sinais de infiltração remova a seringa da agulha e fixe o tubo intravenoso e ajuste a taxa da vazão, por fim prenda a agulha e o tubo intravenoso (**Figura 6-17**).

Figura 6-12 A área de inserção e limpeza com um antisséptico.
© National Association of Emergency Medical Technicians (NAEMT).

Figura 6-13 A agulha e a furadeira são colocadas a um ângulo de 90 graus em relação ao osso selecionado e a agulha atravessa a pele até chegar no córtex do osso.
© National Association of Emergency Medical Technicians (NAEMT).

Figura 6-14 Quando uma falta de resistência for percebida solte o gatilho da furadeira.
© National Association of Emergency Medical Technicians (NAEMT).

Figura 6-15 O "mandril" é removido do centro da agulha.
© National Association of Emergency Medical Technicians (NAEMT).

Figura 6-16 A parte posterior da agulha é puxada para trás, e o socorrista está verificando fluido da matriz óssea para misturar com o soro fisiológico.
© National Association of Emergency Medical Technicians (NAEMT).

Figura 6-17 Injeção de 5 ml de soro fisiológico
© National Association of Emergency Medical Technicians (NAEMT).

TESTE SEU CONHECIMENTO

Você está cuidando de um paciente na zona de ameaça indireta, esse paciente tem um ferimento por projetil e tem uma pressão sanguínea sistólica de 90 por palpação. Vai haver um atraso de 15 a 20 minutos no transporte desse paciente para a zona de evacuação, nesse caso, qual além o fluido de reanimação mais apropriado?

a. Não se aplica fluido de reanimação na zona de ameaça indireta.
b. Uma agulha calibre 18 com um bloqueio salino
c. Acesso intraósseo e uma linha intravenosa com solução cristaloide
d. Duas linhas intravenosas de calibre 14 com infusão de ringer lactato

---

Ácido tranexâmico

O ácido tranexâmico (TXA - Tranexamic Acid) além de um antifibrinolitico eficaz que bloqueia as interações do plasminogênio com os resíduos da lisina resultantes da fibrina. A administração do TXA em pacientes hemorrágicos vem trazendo efeitos benéficos, incluindo uma diminuição na necessidade de transfusão e uma queda na mortalidade quando ele é administrado nas 3 primeiras horas do evento traumático. Essa performance foi verificada no estudo clinico "Randomization of an Antifibrinolytic in Significant Hemorrhage 2 (CRASH-2).

Outro estudo publicado em 2012, Military Application of Tranexamic Acid in Trauma Emergency Resuscitation (MATTERs), examinou 896 feridos que foram tratados no hospital Bastion no Afeganistão. Os achados desse estudo apontam que o uso de TXA com hemocomponentes melhoraram as medidas de coagulação e sobrevivência em pacientes com ferimentos de combate.

O TXA pode ser administrado por via oral (lysteda), intravenoso (Cyklokapron) ou aplicado diretamente no sangramento. No cenário do TECC o TXA é utilizado no tratamento de pacientes com choque hemorrágico. Contraindicações incluem insuficiência renal grave e hematúria (sangue na urina).

Administração de TXA

A administração do TXA deve ser feita o mais rápido possível não passando do prazo de 3 horas após a lesão, além disso a aplicação de TXA deve ser feita seguindo os protocolos locais. As recomendações a seguir descrevem o processo de administração utilizado no hospital associado com os estudos que mostraram a eficácia do TXA naquele cenário.

Informações importantes para a administração do TXA:

- O TXA é disponibilizado em ampolas de 1 grama (1000 mg). Existe apresentações de 1 ampola de 250 mg.
- Injete 1 grama (g) de TXA em uma bolsa com 100 ml de soro fisiológico ou Ringer de lactato.
- Durante 10 minutos faça a infusão lenta.
- Infusão intravenosa rápida pode causar hipotensão e desconforto gástrico.
- Se houver uma nova queda de pressão sanguínea durante a infusão diminua a velocidade da infusão de TXA

A administração de cristaloides ou hemocomponentes deve ser feita de acordo com o protocolo, caso o paciente permanecer no campo e a reanimação hídrica tiver terminado uma segunda dose de TXA pode ser autorizada antes do paciente chegar no centro de trauma, essa segunda aplicação seguira o mesmo protocolo da primeira.

> **TESTE SEU CONHECIMENTO**
>
> **Você está realizando uma administração intravenosa de TXA e o paciente começa a reclamar de tontura e vômito, nesse caso você deve:**
> a. Acelerar a velocidade de infusão do TXA.
> b. Desacelerar a velocidade de infusão do TXA.
> c. Parar a administração intravenosa do TXA.
> d. Verificar a pressão sanguínea do paciente e parar o TXA caso a sistólica estiver abaixo de 60 mm Hg.

Reanimação de controle de danos

Em uma publicação de 2017 discutindo sobre a reanimação de controle de dano, Mizobata diz: "...reanimação de controle de dano (DCR - Damage Control Ressuscitation) é a abordagem estratégica para o paciente traumatizado que apresenta em extremis, ela consiste na reanimação balanceada, reanimação hemostática e prevenção de acidose, hipotermia e hipocalcemia. Na reanimação balanceada a administração de fluidos é restrita e hipotensão é permitida até medidas hemostáticas definitivas possam ser instituídas. A administração de produtos do sangue, consistindo de plasma recém congelado, concentrado de hemácias e plaquetas, deve ser feita na taxa que chega mais próxima a do sangue para a reanimação.

Coagulopatia e a tríade letal

Mizubota afirma "Coagulopatia é uma condição na qual a habilidade de coagular do sangue é prejudicada, essa condição pode causar sangramento excessivo ou prolongado, que pode ocorre espontaneamente ou gerada por uma lesão ou por um procedimento médico". Tradicionalmente, acreditava-se que a coagulopatia observada em pacientes do trauma era uma "coagulopatia associada com reanimação", que era causada pelo consumo de fatores de coagulação, diluição dos fatores de coagulação após grandes infusões, hipotermia e acidose. Uma elevação na incidência de coagulopatia foi observado com o aumento da administração de fluidos intravenosos.

A administração de grandes quantidades de fluidos e produtos do sangue, exposição do corpo e intervenções cirúrgicas realizadas para a reanimação podem causar hipotermia, álcool e drogas, que são uma das causas de acidentes do trauma, aumentam a perda de temperatura corporal do paciente traumatizado. A hipotermia é observada em, aproximadamente, 60% dos pacientes de trauma que necessitam de intervenção cirúrgica, ademais ela está associada com uma elevação do risco de sangramento e de mortalidade destes pacientes. Perfusão inadequada do tecido devido a choque hemorrágico resultara em um metabolismo anaeróbico e subsequentemente a produção de ácido lático que causa acidose metabólica, além disso a alta quantidade de cloreto em soluções cristaloides, como o soro fisiológico 0.9%, agravam a acidose metabólica.

O termo tríade letal foi utilizado para descrever a disfunção fisiológica observada nesses pacientes e se refere ao trio dos fatores deteriorantes de coagulopatia aguda, hipotermia e acidose em pacientes de trauma com perda de sangue. A tríade letal forma uma espiral descendente que pode ser piorada por continuidade da hemorragia.

Mizobata também declara que: "DCR aborda diretamente a coagulopatia induzida do trauma imediatamente após a admissão do paciente no ambiente pré-hospitalar. O DCR é constituído da reanimação balanceada, reanimação homeostática e prevenção de acidose, hipotermia e hipocalcemia.

Reanimação de controle de danos do TECC

Dentro do ambiente da arena tática a administração de fluidos deve ser providenciada somente para pacientes que apresentem o choque hemorrágico. O socorrista TECC poderá identificar esses pacientes pelos seguintes sintomas, fraqueza ou falta do pulso radial e estado mental alterado sem evidencias de lesão na cabeça.

A quantidade de fluido administrada deve ser limitada, pois solução cristaloide excessiva pode aumentar o liquido intersistial criando edemas que dificultam a transferência de oxigênio das hemácias para as células teciduais. O objetivo do socorrista nesse caso não é de elevar a pressão sanguínea para níveis normais, pois no paciente trumatizado um excesso de cristaloides para normalizar a pressão sanguínea vai ter os fatores coagulantes diluídos, o que intensifica a coagulopatia, elevando a taxa da hemorragia e vai "romper" os coágulos já formados.

Lesão cerebral traumática

Lesão cerebral traumática (LCT) pode ocorre tanto por contato direto de um objeto com a cabeça ou quando o cérebro é movimentado dentro do crânio, isso pode ocorrer devido a explosões ou "chicotada" durante um acidente de carro. Em uma lesão cerebral, a pessoa pode sofrer mudança de consciência que pode variar entre uma confusão e desorientação até ao coma, além disso a vítima pode ter perda de memória do momento imediato antes do acidente que levou a lesão.

A gravidade da LCT é determinada na hora da lesão e é baseada no tempo em que a vítima ficou inconsciente, no tempo da perda de memória ou desorientação e quão responsivo o indivíduo estava depois da lesão, é importante destacar que nem todas as lesões na cabeça resultam em LCT.

O departamento de Defesa americano (DoD) estima que 22% de todas as baixas de combate do Iraque e Afeganistão sofreram danos cerebrais. O LCT também é uma grande causa de deficiências fora do ambiente militar, frequentemente sendo o resultado de assaltos, queda, acidentes de carro ou acidentes durante a pratica de esportes. Além disso, o LCT pode envolver sintomas variando de dor de cabeça, irritabilidade, distúrbios do sono, problemas de memória, pensamento reduzido e depressão.

Dentro do ambiente do TECC uma baixa de LCT pode morrer de hipotensão e hipóxia, pacientes suspeitos de LCT que também apresentam queda ou falta de pulso precisam de reanimação hídrica. Nesse caso o objetivo e restaurar o pulso radial normal, caso haja acesso a equipamentos de monitoração da pressão sanguínea deve-se manter a pressão sistólica de 90 mm Hg no contexto de LCT.

TESTE SEU CONHECIMENTO

Uma vítima com sinais de uma lesão cerebral traumática e hipotensão:

a. é triado como um paciente com identificador cinza/preto
b. Requer reanimação hídrica para manter o pulso radial normal
c. Deverá ser hiperventilado com um alto fluxo de oxigênio
d. Deverá ser transportado na posição de Trendelenburg

Sumario

- Aplicar torniquetes conforme for necessário e avaliar torniquetes já existentes para a adequação no controle do sangramento e falta do pulso distal
- Aplicar um cinto pélvico em casos de suspeita de fratura pélvica
- Os melhores indicadores de choque na zona de ameaça indireta são a perda dos níveis de consciência e/ou caráter anormal do pulso radial
- O uso de um único cateter calibre 18 é recomendado para acesso intravenoso
- Acesso intraósseo pode ser uma alternativa do acesso intravenoso se a vítima necessitar de reanimação hídrica ou medicamentos intravenosos e o acesso intravenoso não for possível
- Foi mostrado que o TXA tem a capacidade de parar alguns sangramentos internos em centros de trauma, porém sua eficácia no ambiente pré-hospitalar continua controverso porém ganha popularidade
- Administração de fluidos deve ser reservada para pacientes que apresentam choque hemorrágico

Aulas praticas

1. Utilizar precauções apropriadas no controle de infecções.
2. Separar e preparar o equipamento.
3. Identificar ao menos 2 sítios anatômicos (adulto e pediátrico).
4. Identificar e limpar área de inserção.
5. Garantir que conjunto de agulha e o driver estão encaixados.

Módulo 6 Cuidados sob Ameaça Indireta / Zona Morna: MARCH—CIrculação

6. Remover a tampa de segurança do equipamento.
7. Posicionar a agulha a um ângulo de 90 graus em relação ao osso.
8. Garantir que a agulha repouse contra o osso com pelo menos 5mm do cateter visíveis.
9. Acione o gatilho do driver e aplique uma pressão firme continua para baixo até alcançar o espaço medular (diminuição na resistência).
10. Segure o hub enquanto a furadeira é removida.
11. Remova o estilete e confirme a estabilidade do cateter.
12. Conecte a extensão ao "hub's Luer lock".
13. Aspire sangue/matriz óssea para confirmação.
14. Enxague com 10 ml de soro fisiológico.
15. Estabilize e monitore a área por sinais de deslocamento e/ou complicações.
16. Para vítimas responsivas considera agente anestésico.
17. Conecte os fluidos e utilize bolsa de pressão conforme for necessário.
18. Para remover:
    - Prenda a seringa ao cateter EZ-OI e remova por meio de tração aplicada girando no sentido horário tomando cuidado para não torcer ou mexer o cateter.
    - Elimine os restos de forma apropriada.

Administração intravenosa de TXA

1. Prepare e inspecione o equipamento.
2. Inicie um bloqueio salino reforçado no equipamento de treino.
3. Explique o procedimento para a vítima e pergunte sobre alergias conhecidas.
4. No tubo de medicamento simulado confirme a dose correta de TXA: 1g.
5. Prenda a agulha a seringa de 10 ml.
    a. Puxe 10 ml de ar para dentro da seringa de 10 ml.
    b. Limpe o topo do tubo de TXA com uma escova com álcool.
    c. Insira a agulha no tubo de TXA.
    d. Injete 5 ml de ar no tubo de TXA.
    e. Puxe 5 ml de TXA para dentro da seringa.
    f. Injete 5 ml de ar dentro do tubo de TXA
    g. Puxe os 5 ml restantes da solução de TXA para a seringa
6. Confira que 1 g de TXA em 10 cc está na seringa
7. Retire a agulha do tubo de TXA
    a. Solte a agulha da seringa e jogue-a no coletor de lixo
8. Prenda uma nova agulha na seringa
9. Limpe a entrada da mini bolsa de soro fisiológico com uma escova com álcool
10. Insira a agulha na entrada da bolsa do soro fisiológico
11. Injete os 10 ml de TXA na solução da bolsa
12. Retire a agulha da entrada da bolsa
    a. Solte a agulha da seringa e jogue-a no container de lixo
13. Agite e amasse a bolsa para garantir a mistura do TXA
14. Confirme que 1 g de TXA está misturado nos 110 cc e está contido na bolsa
15. Limpe a entrada da injeção no bloqueio salino reforçado
16. Prenda o kit de administração intravenoso na bolsa de TXA
    a. Conecte a outra ponta do conjunto ao bloqueio salino
17. Libere o fluxo no kit de administração intravenoso
18. Ajuste o fluxo no kit de administração intravenoso para 18gtt/10 segundos (108 gtt/min=10.8 ml/min= 108 ml/10 min. Essa taxa vai infundir 1g de TXA em 110 ml em 10 min
19. Observe a vítima procurando efeitos colaterais
20. Solte e descarte o kit de administração intravenoso e a mini bolsa
21. Documente a administração de TXA

REFERENCIAS E RECURSOS

Fu CY, Wu YT, Liao CH, Kang SC, Wang SY, Hsu YP, Lin BC, Yuan KC, Kuo IM, Ouyang CH. Pelvic circumferential compression devices benefit patients with pelvic fractures who need transfers. *Am J Emerg Med.* 2013;31(10):1432-1436.

Mizobata Y. Damage control resuscitation: a practical approach for severely hemorrhagic patients and its effects on trauma surgery. *J Intensive Care.* 2017;5:4.

Morrison JJ, Dubose JJ, Rasmussen TE, Midwinter MJ. Military Application of Tranexamic Acid in Trauma Emergency Resuscitation (MATTERs) study. *Arch Surg.* 2012;147(2):113-119.

Napolitano LM. Prehospital tranexamic acid: what is the current evidence? Trauma *Surg Acute Care Open.* 2017;2(1):e000056.

National Association of Emergency Medical Technicians. *PHTLS: Prehospital Trauma Life Support.* 9th ed. Burlington, MA: Public Safety Group; 2019.

New Brunswick Trauma Program. NBTP Consensus Statement Pelvic Binders. 2017;1. https://nbtrauma.ca /wp-content/uploads/2018/02/FAQ-Pelvic-Binder -May-2017-final.pdf. Accessed February 20, 2019.

Roberts I, Shakur H, Coats T, Hunt B, Balogun E, Barnetson L, Cook L, Kawahara T, Perel P, Prieto-Merino D, Ramos M, Cairns J, Guerriero C. The CRASH-2 trial: a randomised controlled trial and economic evaluation of the effects of tranexamic acid on death, vascular occlusive events and transfusion requirement in bleeding trauma patients. *Health Technol Assess.* 2013;17(10):1-79.

Scerbo MH, Mumm JP, Gates K, Love JD, Wade CE, Holcomb JB, Cotton BA. Safety and appropriateness of tourniquets in 105 civilians. *Prehosp Emerg Care.* 2016;20(6):712-722.

Shackelford S, Hammesfahr R, Morissette D, Montgomery HR, Kerr W, Broussard M, Bennett BL, Dorlac WC, Bree S, Butler FK. The use of pelvic binders in tactical combat casualty care: TCCC guidelines change 1602 7 November 2016. *J Spec Oper Med.* 2017;17(1):135-147.

Snyder D, Tsou A, Schoelles K. *Efficacy of Prehospital Application of Tourniquets and Hemostatic Dressings to Control Traumatic External Hemorrhage.* Washington, DC: National Highway Traffic Safety Administration; 2014.

Módulo 7

Cuidados sob Ameaça Indireta / Zona Morna: Hipotermia e Trauma Cranioencefálico

Objetivos da lição

- Entender os impactos negativos da hipotermia em um paciente de trauma.
- Descrever as intervenções médicas atuais para trauma cranioencefálico (TCE).
- Compreender os aparelhos de monitoramento disponíveis e meios de reavaliar o paciente.
- Discutir opções na utilização de analgésicos.
- Descrever fogo utilizado como arma.
- Reavaliar as intervenções no tratamento de queimaduras.
- Discutir a importância de proteção nos olhos e intervenção em lesões oculares.
- Compreender equipamentos de evacuação disponíveis e métodos eficazes de comunicação com o paciente.
- Discutir reanimação cardiovascular (RCP) em um evento de múltiplas vítimas.
- Discutir a importância de documentar o atendimento

Panorama da circulação na zona de ameaça indireta/morna

Lição 7: Cuidado na área de ameaça indireta: Hipotermia e trauma cranioencefálico encerram o cuidado na zona de ameaça indireta/morna a partir das práticas do MARCH. Uma vez que os sangramentos foram controlados o socorrista TECC pode passar para o "H", que significa hipotermia e Trauma cranioencefálico (em inglês Head Trauma). Lembre-se que a situação tática continua a ser imprevisível, por conta disso a zona de ameaça indireta pode deteriorar para a zona de ameaça direta, nesse caso e necessário uma movimentação imediata do socorrista e do paciente.

Hipotermia

A hipotermia é a terceira condição mais grave em pacientes de trauma, se classificando próximo a hipóxia e hipovolemia, ela é geralmente considerada um sinal preocupante, porém a temperatura na qual a hipotermia afeta a sobrevivência não é bem definida e provavelmente varia com a gravidade da lesão. Em um estudo de 1987, Jurkovich, Luterman e Curreri observaram o impacto da hipotermia corporal no resultado de 71 pacientes adultos do trauma com pontuações do Índice de Gravidade da Lesão (ISS - "Injury Severity Score") maior ou igual a 25.

- 42% dos pacientes tinham uma temperatura menor que 34C
- 23% dos pacientes tinham uma temperatura menor que 33C
- 13% dos pacientes tinham uma temperatura menor que 32C

De acordo com Jurkovich, Greiser, Luterman e Curreri "a mortalidade dos pacientes com hipotermia foi consideravelmente maior em comparação com os pacientes que se manterão aquecidos independentemente da temperatura central do corpo". Os autores também descobriram que "mortalidade e incidência de hipotermia aumentam de acordo com a pontuação do ISS, reanimação hídrica massiva e presença de choque. Dentro de cada subgrupo (ISS, administração de fluidos e choque) a mortalidade de pacientes hipotérmicos foi significante mais alto em comparação com os que se mantiveram aquecidos. Nenhum paciente com a temperatura abaixo de 32C sobreviveu."

Hipotermia na tríade letal

Hipotermia, acidose e coagulopatia formam a tríade letal, que é um ciclo vicioso que leva a morte de um paciente traumatizado. Estudos mostraram que, sozinhos, a hipotermia e acidose podem impactar a coagulação. Em situações em que há acidose em conjunto com hipotermia existe uma deficiência significativa na coagulação se comparada com a ação individual das mesmas. A presença e relação dessas três condições podem resultar em uma mortalidade de 90% em vítimas de trauma grave.

Perda de calor tipicamente ocorre por 4 métodos diferentes: irradiação, condução, convecção e evaporação **(Figura 7-1)**.

Figura 7-1 Como humanos trocam energia térmica com o ambiente.
© National Association of Emergency Medical Technicians (NAEMT).

Irradiação é a perda ou obtenção de calor na forma de energia eletromagnética; e a transferência de energia de um objeto quente para um mais frio.

Condução é a transferência de calor entre dois objetos que se mantem em contato direto, um exemplo seria um paciente deitado em um chão frio. Um paciente irá perder seu calor corporal mais rápido quando em contato com o chão do que quando exposto ao ar frio. Por conta disso os socorristas precisam levantar o paciente do chão e não só colocar um cobertor na vítima.

Convecção é a transferência de calor de um objeto sólido para um meio que move por esse objeto, exemplos disso são água e ar passando em volta do corpo. A movimentação de ar ou água gelada passando pela pele morna gera uma perda continua do calor corporal. O corpo irá perder o calor 25 vezes mais rápido quando em contato com água, do que com ar na mesma temperatura. Um paciente com roupas molhadas irá perder seu calor corporal mais rápido em climas mais frios, por conta disso os socorristas devem remover qualquer roupa molhada e manter o paciente seco para manter a temperatura.

Evaporação do suor liquido para vapor é um método extremamente eficaz para gerar perda de calor do corpo, dependendo da umidade do ar. Perda de calor por evaporação aumenta em climas frios e secos (desertos). Coletivamente, convecção e evaporação são mais importantes que outros métodos da transferência de calor pois eles são regulados pelo corpo.

De acordo com Moffatt "...trauma seguido de hipotermia espontânea tem consequências prejudicais graves para a vítima, por conta disso o aquecimento ativo do paciente pode melhorar o resultado ... Aquecimento ativo para prevenir hipotermia espontânea do trauma é o único método viável para melhorar o resultado do paciente.

Prevenção da hipotermia

Os socorristas TECC podem reduzir a perda de calor e neutralizar a hipotermia em pacientes do trauma com as seguintes ações:

- Remova a roupa molhada/ ensanguentada.
- Mantenha o equipamento protetor no paciente ou com ele se possível.
- Evite superfícies frias.
- Cubra a vítima.
- Coloque um cobertor embaixo da vítima.
- Aqueça fluidos intravenosos antes da administração.
- Use aquecedores de manta de ar forçado, se disponíveis.

Lesão na cabeça, danos na medula espinhal e choque irão intensificar a hipotermia. Considere os impactos de condições médicas preexistentes: hipotireoidismo, doença adrenal, diabetes, disfunção cardíaca, doença hepática, neuropatia atômica e desnutrição.

A temperatura de cristaloides também irá impactar o desenvolvimento da hipotermia. Cristaloides na temperatura ambiente irão reduzir a temperatura do paciente, por conta disso utilize soluções intravenosas quentes, caso disponíveis.

Kit de cuidado e prevenção de hipotermia

Kits de cuidado e prevenção de hipotermia são recomendados para prevenir hipotermia. Esses kits contêm um cobertor que reflete o calor que são utilizados para enrolar o paciente. Alguns desses kits providenciam até 10 horas de calor continuo ativado por oxigênio ou revestimento Figura 7-2 Kit de cuidado e prevenção de hipotermia
Reproduced with permission from North American Rescue. Retrieved from https://www.narescue.com/nar-hypothermia -prevention-and-management-kit-hpmk Os operadores também precisam se preocupar com seu próprio calor corporal e se vestir de acordo. Considere os 3 W quando se vestir.

- Capilaridade (Wicking) (lã, poliéster, polipropileno)
- Calor(Warmth)(lã, poliéster)
- Vento (Wind) (casca feita de GORE-TEX ou parecido)

Quando possível assegure estações de aquecimento para os operadores.

Avaliação e intervenção do traumatismo cranioencefálico

Lesão cerebral primaria é o trauma direto do cérebro e estruturas vasculares associadas que ocorrem no momento original do acidente, ela resulta em contusão, hemorragias laceração e outras lesões mecânicas no cérebro, seus vasos e sua proteção (crânio e meninges). Visto que o tecido nervoso não regenera bem há uma baixa expectativa de recuperação da estrutura e seu funcionamento devido a lesão primaria. Por fim, há baixa probabilidade de reparar o dano.

Escala de coma de Glasgow

A escala de coma de Glasgow (ECG) é utilizada para avaliar o nível de consciência do paciente (**Figura 7-3**). A nota do ECG é calculada utilizando a melhor resposta verificada no paciente quando se avalia abertura ocular, resposta verbal e resposta motora, cada um desses componentes deve ser anotado individualmente, dessa forma mudanças específicas podem ser percebidas com o tempo. Caso um paciente apresente falta de abertura ocular espontânea a utilização de comandos verbais ("abra seus olhos") deve ser utilizada. Caso o paciente também não responda a estímulos verbais deve-se aplicar um estimulo por pressão na base da unha com uma caneta ou um aperto gentil no tecido axilar anterior pode ser aplicado.

Figura 7-3 Escala de coma de Glasgow
© National Association of Emergency Medical Technicians (NAEMT).

Em relação ao trauma cranioencefálico (TCE) é comumente aceito que uma pontuação de 13 a 15, indica um TCE leve. Já uma nota de 9 a 12, indica um TCE moderado, por fim uma pontuação de 3 a 8 representa um TCE grave. Há ainda muitos outros fatores que podem afetar o Glasgow incluindo intoxicação de outras drogas. Além de determinar a o Glasgow, as pupilas também são examinadas procurando simetria e resposta a luz, em adultos o diâmetro normal da pupila é de 3 a 5 milímetros (mm), uma diferença maior que 1 mm no tamanho da pupila e considerado anormal. Uma porção significativa da população tem anisocoria (uma desigualdade do tamanho das pupilas) que pode ser congênita ou adquirida como resultado de um trauma oftálmico. Não é sempre possível diferenciar entre anisocoria causada pelo trauma e congênita ou preexistente de outro trauma. No contexto de evidencias para um TCE a anisocoria da pupila deve ser tratada como secundaria até que os exames apropriados possam descartar edema cerebral ou motor ou lesão no nervo oftálmico.

Tríade de Cushing

De acordo com Pinto e Adeyinka, "o crânio é uma estrutura rígida que contem 3 componentes principais: cérebro, liquido cefalorraquidiano e sangue, e qualquer aumento no volume desses conteúdos irá aumentar a pressão interna do crânio." A tríade de Cushing é uma situação clinica contendo bradicardia, hipertensão arterial e respiração irregular que são causadas por um aumento na pressão intracraniana devido a uma inflamação no cérebro e hipóxia do tecido cerebral. Os sintomas incluem:

- Aumento na pressão sanguínea sistólica, tipicamente maior que 180 mm Hg
- Bradicardia

- Respiração de Cheyne-Stokes—respiração anormal e instável alternando com períodos de apneia e respiração rápida que aumenta a frequência e profundidade que cai até a que a apneia ocorra novamente, retomando o ciclo.

A tríade de Cushing sinaliza um perigo iminente de herniação cerebral e consequentemente gera uma necessidade de descompressão. Considere hiperventilação moderada e elevação da cabeça como medida temporária. A hiperventilação irá permitir constrição dos vasos cerebrais que podem abaixar a pressão intracraniana.

Hipertensão intracraniana

Enquanto a tríade de Cushing é uma indicação clínica de aumento da pressão intracraniana existem outros sintomas que o socorrista TECC deve observar como sinais de alerta que necessitarão de uma evacuação rápida:

- Apresentou perda de consciência
- Vômitos graves
- Desorientação e redução das habilidades mentais
- Distúrbios visuais
- Piora na dor de cabeça
- Fraqueza unilateral
- Fala anormal
- Espasmos

O paciente também pode mostrar flexão anormal (braços e pernas em direção ao corpo) ou extensão (braços e pernas afastados do corpo).

Intervenção do TCE

A chave da intervenção do TCE é a diminuição da pressão intracraniana evitando danos adicionais.

- Providencie oxigênio suficiente para alcançar uma saturação de 95% caso monitoramento de SatO2 estiver disponível.
- Ajude com a ventilação se necessário: adultos 10 a 12 ventilações/minuto, pediátrico 12 a 20 ventilações/minuto.
- Controle a hemorragia
- Insira uma agulha calibre 18 com uma trava salina.
- Se a pressão sanguínea estiver baixa, troque a trava salina por infusão intravenosa de ringer lactato ou soro fisiológico. Titule até que haja um pulso radial ou a pressão sanguínea sistólica chegue a 90 mm Hg.
- Providencie restrições no movimento da coluna se a avaliação indica essa necessidade.
- Se o paciente não estiver em choque eleve a cabeça a, no mínimo, 30 graus.

Evacuação rápida deve ser considerada para pacientes com trauma cranioencefálico, pacientes com lesões penetrantes no tronco e pacientes em choque.

TESTE SEU APRENDIZADO

Um trauma cranioencefálico moderado tem a pontuação na escala de Glasgow de:

a. 13 a 15
b. 9 a 12
c. 3 a 8
d. 0 a 3

Reavaliação, monitoramento e documentação do paciente

Uma vez que todos os ferimentos letais foram tratados, mas antes de mover o paciente o socorrista TECC deve completar uma avaliação secundaria completa, imobilizar com talas e providenciar monitoramento em preparação para a movimentação da zona de evacuação/fria. Todavia a avaliação secundaria deve ser interrompida caso a condição do paciente esteja instável.

Avaliação secundaria

A avaliação secundaria é uma análise da cabeça aos pés do paciente. Essa avaliação é realizada somente após a avaliação primária ser completada e todas as lesões possivelmente fatais tenham sido identificadas e tratadas e reanimação tiver sido iniciada. [Se reanimação continua é necessária, a avaliação secundaria deve ser cancelada ou realizada no transporte.] O objetivo da avaliação secundaria é identificar lesões ou problemas que não foram vistos na avaliação primária. Visto que uma boa avaliação primária irá identificar todos os ferimentos possivelmente fatais, a avaliação secundária, por definição, trabalha com problemas menos graves. Concluindo, um paciente de trauma em estado grave deve ser transportado o mais rápido possível após a conclusão da avaliação primária e não deve permanecer no campo para realizar um acesso venoso ou uma avaliação secundaria.

A avaliação secundaria utiliza uma abordagem de "observe, ouça e sinta" para avaliar a pele e tudo que ela contém. Ao invés de observar o corpo inteiro de uma vez, retornar para ouvir todas as áreas e finalmente voltar para palpar todas as regiões, o socorrista pré-hospitalar "investiga" o corpo. O socorrista identifica lesões e correlaciona os achados físicos de cada região, esse processo se inicia na cabeça e prosseguindo para o pescoço, peito, abdômen e extremidades concluindo com um exame neurológico completo. A frase a seguir captura a essência desse processo **(Figura 7-4)**:

- Não só olhe, observe.
- Não só escute, ouça.
- Não só toque, sinta.

Figura 7-4 A avaliação física de um paciente do trauma envolve observação, ausculta e palpação.
© National Association of Emergency Medical Technicians (NAEMT).

Enquanto examinar um paciente, toda informação disponível é utilizada para formular um plano de cuidado. O socorrista TECC não só providencia o transporte para o paciente, mas também faz o máximo para garantir a sobrevivência dele.

Observe

- Examine toda a pele de cada região.
- Fique atento para qualquer sinal de hemorragia interna como distensão do abdômen, marcada sensibilidade nas extremidades, ou ainda um hematoma crescente.
- Note lesões nos tecidos moles, incluindo escoriações, queimaduras, contusões, hematomas, lacerações e ferimentos por punção.
- Note qualquer massa ou inflamação, ou deformação de ossos.
- Note aspectos anormais na pele e a cor da pele.
- Note qualquer ponto que pareça fora do normal

Ouça

- Note qualquer som incomum quando o paciente inspira/ expira.
- Note qualquer som incomum quando auscultar o tórax.
- Verifique se o som da respiração é igual em ambos os pulmões.
- Ausculte sobre a artéria carótida e outros vasos.
- Note qualquer som incomum sobre os vasos, que pode indicar dano vascular.

Sinta

- Cuidadosamente examine cada osso na região e anote qualquer crepitação, dor ou movimento incomum.
- Palpe firmemente todas as partes da região e anote tudo que se move, mas não deveria, se algo parece "mole", se o paciente reclama de dor, se todos os pulsos estão presentes (e onde eles são sentidos) e se pulsações que não deveriam existir são sentidas.

Durante essa avaliação secundaria o socorrista TECC irá inspecionar e enfaixar ferimentos conhecidos que foram adiados anteriormente. Esse também é o momento de imobilizar com talas, fraturas suspeitas ou conhecidas incluindo a aplicação de uma **cinta pélvica** se indicado.

Verificando sinais vitais

Esse é o ponto durante o cuidado da área indireta/morna em que o socorrista TECC verifica e registra os sinais vitais se a situação atual permitir. A qualidade do pulso, frequência de ventilação e outros componentes da avaliação primária são continuamente reavaliados e comparados com os achados anteriores, visto que mudanças significantes podem ocorrer abruptamente. Sinais vitais quantitativos são medidos com status motor e sensitivo avaliados em todas as extremidades, números exatos para a frequência da pulsação, frequência de ventilação e pressão sanguínea não são críticos na fase inicial do cuidado do paciente com trauma multisistêmico severo. Dessa forma as medidas dos números exatos podem ser adiadas até que os passos essenciais para reanimação e estabilização sejam completados.

O conjunto completo de sinais vitais inclui pressão sanguínea, frequência e qualidade do pulso, frequência de respiração (incluindo som da respiração) e cor e temperatura da pele. Para o paciente de trauma em estado crítico, a avaliação e registro completos dos sinais vitais são feitos a cada 3 a 5 min, sempre quando possíveis ou no momento de qualquer mudança na condição ou problema médico. A pressão sanguínea inicial deve ser verificada manualmente visto que aparelhos automáticos podem estar incorretos quando o paciente está com uma hipotensão grave, portanto, nesses pacientes toda aferição da pressão sanguínea deve ser obtida manualmente.

Monitoramento

Se o equipamento estiver disponível, estabeleça monitoramento eletrônico. Esses sendo:

- Oximetria de pulso
- Monitoramento cardíaco
- EtCO2, caso intubado
- Pressão arterial

Também obtenha e documente os sinais vitais utilizando métodos manuais ou monitoramento eletrônico.

Documentação

O socorrista TECC irá passar o paciente para o time atuante na zona de evacuação/fria. Nesse processo é necessária uma transferência de informação da condição clínica do paciente, o cuidado realizado e qualquer informação obtida durante a avaliação secundaria. Um cartão de triagem pode ser o método mais apropriado, principalmente em um cenário de múltiplas vítimas **(Figura 7-5)**.

Figura 7-5 Cartão de triagem
© File of Life Foundation, Inc.

A comunicação por cartões de triagem pode ser desafiadora em um evento dinâmico com múltiplas vítimas. Durante o tiroteio de 2017 em um festival de música em Las Vegas várias vítimas procurando atendimento ou transporte retiraram cartões pretos dos mortos pensando, que com elas, essas pessoas conseguiriam um atendimento mais rápido. Alguns estados americanos estão testando um acompanhamento eletrônico dos pacientes utilizando cartões de triagem identificadoras por frequência de rádio (RFID). Estes cartões são pequenos aparelhos eletrônicos que providenciam informação quando o sinal de rádio adequado é utilizado. Essa tecnologia pode ser utilizada durante eventos com múltiplas vítimas para melhorar a eficácia dos operadores na condução da triagem, tratamento, transporte e rastreamento das vítimas para hospitais próximos.

Na falta de um cartão de triagem o socorrista TECC pode escrever na roupa da vítima utilizando uma caneta permanente. Em alguns sistemas o socorrista também pode passar um relatório verbal por celular.

> **TESTE SEU APRENDIZADO**
>
> **A pressão sanguínea inicial é aferida:**
>
> a. Na chegada da zona de ameaça indireta/morna.
> b. Durante a avaliação secundaria.
> c. Antes de sair da zona de ameaça indireta/morna.
> d. Antes de sair da zona de evacuação/fria.

Analgesia

O socorrista TECC que tem a autorização para administrar analgésicos tem uma variedade de opções, para dores leves e moderadas uma medicação não narcótica oral como paracetamol pode ser utilizada. Evite o uso de drogas anti-inflamatórias não esteroides (Ex: aspirina, ibuprofeno, naproxeno, etc.) nos pacientes de trauma visto que essas medicações afetam o funcionamento das plaquetas o que pode causar um sangramento exacerbado.

Para dores moderadas e severas considere a utilização de medicações narcóticas (Ex: di-hidrocodeina, oxicodona) assim como cetamina em doses analgésicas. Para qualquer administração de qualquer opióide, tenha naloxona em prontidão. Monitore o paciente por sinais colaterais como hipoventilação ou hipotensão. Considere administração conjunta de medicações antieméticas.

Nunca administre essas drogas se o monitoramento direto e contínuo não for possível após aplicação. Trabalhando na dinâmica zona de ameaça indireta/morna considere os efeitos da aplicação dos opióides no estado mental da vítima para operações subsequentes e recursos necessários. Pode ser prudente esperar até que o paciente esteja na zona de evacuação/fria antes de administrar opioides.

Cetamina

Cloridato de cetamina é um potente analgésico não opioide utilizado para anestesia. A cetamina estimula o sistema nervoso simpático e cria um ligeiro aumento na frequência cardíaca e pressão sanguínea sistólica, esses efeitos colaterais podem beneficiar uma vítima do trauma. A cetamina não afeta diretamente a respiração e reflexos laríngeos. Pacientes sobre analgesia e anestesia da cetamina respiram normalmente e mantem o controle da via aérea. Efeitos colaterais incluem disforia, agitação, desorientação, sensação de irrealidade, náusea e vomito.

De acordo com Bredmose, Lockey, Grier, Watts e Davies, "...O serviço de emergência aeromédica de Londres relatou, no seu uso de cetamina para analgesia e sedações processuais, a conclusão que a cetamina é segura para ser utilizada por médicos em cuidado do trauma no cenário pré-hospitalar." Estudos militares mostraram que a cetamina parece ser um analgésico de campo confiável, visto que ela tem um tempo de ação curto e propriedades analgésicas profundas, além disso, a cetamina se provou eficaz em situações em que opióides falharam em providenciar alívio a dor. Notavelmente nenhum dos pacientes do estudo apresentou alucinações ou fenômenos de emergência que foram associados com doses anestésicas de cetamina.

> **TESTE SEU APRENDIZADO**
>
> **Os analgésicos disponíveis do TECC incluem todos os a seguir, *exceto*:**
>
> a. Paracetamol
> b. Cetamina
> c. Aspirina
> d. Oxicodona

Fogo e bombas como armas

A utilização de fogo como arma data desde os tempos antigos e se mantem como um elemento em ações terroristas. O ataque terrorista em Mumbai que ocorreu do dia 26 a 29 de novembro de 2008 demonstrou o papel do fogo em um ataque que incluiu diversos agressores e alvos combinado com armas (tipicamente armas de fogo e explosivos), além de uma operação prolongada para maximizar a cobertura da mídia (**Figura 7-6**).

Figura 7-6 Hotel Taj Mahal incendiado por terroristas
© Dinodia Photos/Alamy Stock Photo.

A cena pode incluir fogo, fumaça intensa, pouco a nenhuma visibilidade e a ameaça de armas e explosivos. O fogo é uma arma de baixa tecnologia, de baixo custo e que necessita de muito pouco treinamento e experiência. A associação nacional de proteção ao fogo (The National Fire Protection Association - NFPA) dos EUA apontou que terroristas "...podem atacar áreas próximas a centros populosos ou grandes estruturas para maximizar danos e vítimas. Diversas construções residenciais e comerciais têm características únicas que podem ser exploradas pelos terroristas, incluindo altura com meios limitados de saída, sistemas de proteção a fogo e características de construção que promovem combustão e trajeto da fumaça.

Fontes de ignição de segurança pública

Alguns dos equipamentos utilizados por policiais também podem ser uma fonte de incêndio em um evento tático.

- **Granadas de atordoamento** se mantém quentes por um período relativamente longo, acende combustíveis onde jogada e queima a pele quando em contato.
- **Cargas explosivas.** Um explosivo moldado para forçar a abertura de uma porta ou parede. Sua explosão pode acender combustíveis, pode gerar ferimentos em pessoas que estão próximas ao equipamento. Uma lesão comum é a ruptura do tímpano.
- **Gás lacrimogênio incendiário.** Um gás ardente utilizado para melhor penetração. Utilizado pela SWAT, normalmente leva a um incêndio dentro da estrutura. Foi utilizado em um tiroteio na Califórnia em 2013 contra um ex-policial.
- Entrega robótica de explosivos. Uma técnica utilizada durante uma emboscada e assassinato de 5 policiais de Dalas. O robô antibomba estava entregando um pacote de alimento para um atirador barricado que continha um explosivo que foi detonado.

Explosivos

De acordo com um relatório anual de incidências de explosivos do departamento de justiça americano, houve um total de 439 incidentes de bomba reportados em 2016, isso representa um aumento de 10% em comparação com 2015. 178 dos 439 incidentes ocorreram em estruturas residenciais, explosões de igrejas caíram de 6 para 2 incidentes em 2016. Já atentados a bomba em escolas subiram em 16 em comparação com 2015. A maioria desses ataques ocorreram em escolas de ensino médio e escolas secundárias.

- **Alvos escolares de atentados à bomba.** Nove dos 22 atentados foram realizados com explosivos improvisados (IEDs), 9 foram feitos por explosivos não IEDs e os 4 restantes foram realizados com munição categorizada como aparelhos sobrepressão. Califórnia (4), Indiana (4) e Nova York (3) tiveram o maior número de incidentes.
- **Alvos residências de atentados a bomba.** Explosivos não IEDs contaram como mais da metade dos atentados em estruturas residenciais em 2016. Esse dado e seguido de 29% realizados por IEDs, 15% por aparelhos sobrepressão e outros em 5%.

Um total de 1536 ameaças de bomba foram reportados em 2016. O sistema de rastreamento de incêndio culposo e explosivos (BATS) é o sistema nacional dos EUA para incidentes de incêndio e explosivos reportados para o Centro de informações de Bomba dos EUA (USBDC) pelos serviços de segurança pública (**figura 7-7**).

Figura 7-7 Ameaças de bomba nos EUA
Reproduced from ATF Bomb Threats Across the United States, August 17, 2018. Retrieved from
https://www.atf.gov/resource-center /infographics/bomb-threats-across-united-states

> **TESTE SEU APRENDIZADO**
>
> **Qual dos itens a seguir é um problema em um ataque terrorista com fogo?**
>
> a. Fumaça intensa
> b. Ameaça de explosivos
> c. Pouco a nenhuma visibilidade
> d. Todas estão corretas

Cuidado de Queimadura

Queimaduras são resultado de uma variedade de origens, enquanto a etiologia mais comum de queimadura é térmica pôr fogo ou escaldadura, outras fontes incluem produtos químicos, elétrico e exposição à radiação. A consideração da etiologia da queimadura irá prevenir que o socorrista se exponha à fonte e sofra lesões desnecessárias e otimiza o cuidado da vítima.

Queimaduras grandes podem ser abrangentes, multisistêmicas e capazes de causar efeitos letais envolvendo o coração, pulmões, rins, trato gastrointestinal e sistema imune. A causa mais comum de morte em vítima de fogo não é por complicações diretas da lesão do fogo, mas sim por complicações da falha respiratória.

Embora queimaduras sejam consideradas uma forma do trauma elas tem algumas diferenças significantes em comparação com outros tipos que merecem considerações. Após um trauma, assim como uma colisão automobilística ou queda, a resposta fisiológica do paciente é de iniciar diversos mecanismos de adaptação para preservar a vida. Essas respostas podem incluir o desvio do sangue da periferia do corpo para órgãos vitais, aumentar o débito cardíaco e elevar a produção de proteínas de soro protetor. Em contraste, após uma queimadura, o corpo essencialmente tenta "desligar", entrar em choque e morrer. Uma porção substancial do cuidado inicial de queimaduras é direcionada à inversão desse choque inicial. Em pacientes que tem tanto traumas como queimaduras tem uma mortalidade muito mais elevada quando comparada com a combinação prevista de cada lesão individual.

Inalação de fumaça é uma lesão possivelmente letal que frequentemente é mais perigosa que a queimadura em si. A inalação de produtos tóxicos da fumaça é um indicador melhor da mortalidade de queimaduras que a idade do paciente e o tamanho da queimadura. Uma vítima não precisa inalar uma alta quantidade de fumaça para sofrer lesões severas. Normalmente, complicações fatais por inalação de fumaça podem não se manifestar por vários dias.

Avaliação da queimadura

Existem dois tipos de medidas para a avaliação da queimadura: a extensão da queimadura e a profundidade. Estimativa da extensão da queimadura é necessário para reanimar o paciente de maneira correta e prevenir complicações associadas com choque hipovolêmico causado pela queimadura. A determinação da extensão da queimadura também é utilizada como uma ferramenta para estratificar a gravidade e triagem da lesão. O método mais aplicado é a regra do nove, esse método aplica o princípio de que as regiões principais do corpo adulto são consideradas 9% de toda superfície da pele (SCQ - superfície corporal queimada).

Queimaduras pequenas podem ser avaliadas utilizando a regra da palma. A utilização da palma do paciente tem sido uma pratica bem aceita e duradoura para estimar o tamanho das queimaduras menores. A palma mais os dedos do paciente podem ser considerados, aproximadamente, 1% da SCQ (**Figura 7-8**).

Figura 7-8 O método da palma para estimar pequenas queimaduras.
© Jones & Bartlett. Photographed by Kimberly Potvin.

A profundidade da queimadura é utilizada para determinar a gravidade da lesão. Queimaduras de espessura parcial, uma vez chamadas de queimaduras de segundo grau são aquelas que envolvem a epiderme e uma porção variada da derme. Elas podem ser divididas em superficiais ou profundas. Queimaduras de espessura parcial irão aparecer como bolhas ou desnudadas, áreas resplandecentes ou que parecem molhadas. Essas lesões são dolorosas pois parte da derme permece íntegra, essas queimaduras podem se recuperar em 2 a 3 semanas (**Figura 7-9**).

Figura 7-9 Queimadura de espessura parcial

© National Association of Emergency Medical Technicians (NAEMT).

Em queimaduras de espessura parcial a zona de necrose envolve toda a epiderme e uma profundidade variável da derme, se não cuidado de maneira apropriada a zona de estase pode progredir à necrose, aumentando seu tamanho e podendo converte-la para uma queimadura de espessura completa. Uma queimadura de espessura parcial superficial vai se recuperar com cuidado contínuo, já queimaduras de espessura parcial profundas normalmente necessitam de cirurgia para minimizar cicatrizes e prevenir deformidades de áreas de alto funcionamento, como as mãos.

Queimaduras de espessura completa podem ter aparências diversas, na maioria das vezes elas aparecerão grossas, secas, brancas e com uma textura de couro independentemente da cor da pele. Essa pele danificada e coriácea é referida como escara. Em casos graves a pele terá uma aparência carbonizada com trombose dos vasos sanguíneos visível. Queimaduras de espessura completa eram referidas como queimaduras de terceiro grau (Figura 7-10).

Figura 7-10 Queimadura de espessura completa
© National Association of Emergency Medical Technicians (NAEMT).

Existe um equívoco de que queimaduras de espessura completa são indolores visto que a lesão destruiu as terminações nervosas no tecido queimado. Pacientes com essa queimadura podem ter diferentes níveis de dor. Queimaduras de espessura completa são cercadas por queimaduras de espessura parcial e superficiais, os nervos nessas áreas estão intactos e continuam a transmitir sensações de dor do tecido danificado. Queimaduras com essa profundidade podem ser incapacitantes e fatais. Excisão cirúrgica imediata e reabilitação intensiva em um centro adequado são necessárias.

Reanimação hídrica de pacientes queimados

Durante o primeiro dia pós-queimadura é necessário a administração de grande quantidade de fluido intravenoso para prevenir que o paciente entre em choque hipovolêmico. Após sofrer uma queimadura o paciente perde uma grande quantidade de fluido intravascular na forma de um edema assim como perda por evaporação no local da queimadura. Mudanças líquidas maciças podem ocorrer mesmo que a quantidade de água no corpo não se altere. Perda por evaporação pode ser enorme. Todavia a administração excessiva de fluidos pode ser prejudicial. Conclui-se então que por mais que uma grande quantidade de fluidos seja necessária para cuidar de queimaduras, o excesso complicará o cuidado do paciente podendo piorar o ferimento.

A reanimação do paciente com uma queimadura tem como objetivo não só a restauração do volume intravascular, mas também a reposição antecipada da perda intravascular na taxa que replica essa perda conforme ela ocorre.

(CAIXA 7-1)

Reanimando um paciente com queimaduras

Reanimar um paciente com queimaduras pode ser comparada com encher um balde com um vazamento, o balde está vazando em uma taxa contínua e ele tem uma linha desenhada no topo dele, o objetivo é de manter o nível da água na marcação. Inicialmente o nível da água estará baixo, quanto mais tempo o balde ficou sem receber água mais baixo será seu nível de água e a quantidade de fluido que precisa ser reposto será maior. O balde continuará a vazar, então uma vez que a água alcance a linha será necessária uma adição contínua da água na mesma taxa em que ela vaza do balde.

Quanto mais tempo o paciente com uma queimadura não é reanimado ou está sob esse processo, maior será sua hipovolemia, portanto uma quantidade maior de fluidos será necessária para estabelecer um "nível" de homeostase. Uma vez que o paciente foi reanimado o espaço intravascular continuará a vazar assim como o balde e para manter o equilíbrio com esse ponto homeostático será necessário a adição de mais fluidos para estabilizar a perda contínua.

Em pacientes traumatizados, o socorrista pré-hospitalar está repondo o volume que o paciente já perdeu por conta de uma hemorragia de uma fratura aberta ou o sangramento de uma víscera. Em contraste, quando cuidando de um paciente com queimaduras o objetivo é calcular e repor os fluidos que o paciente já perdeu, além de repor o volume estimado de perda pelo socorrista nas próximas 24 horas após a queimadura.

A utilização de fluido intravenoso, especialmente ringer lactato é a melhor forma inicial de cuidar de um paciente queimado. Ringer de lactato é preferível em comparação ao soro fisiológico 0.9% para reanimação de queimaduras. Pacientes de queimadura normalmente necessitam de grandes volumes de fluido intravenoso. Pacientes que recebem grandes quantidades de soro fisiológico durante a reanimação da queimadura podem desenvolver uma condição conhecida como acidose hiperclorêmica, devido a grande quantidade de cloreto dentro do soro fisiológico.

Inalação de fumaça: Considerações no gerenciamento de fluidos

O paciente com queimaduras e que inalou fumaça necessita de uma quantidade de fluido significantemente maior do que o paciente que sofreu queimaduras sem inalação de fumaça, em uma tentativa de proteger os pulmões. Socorristas pré-hospitalares frequentemente administram menos fluido que o calculado, essa retenção de fluidos aumenta a gravidade da lesão pulmonar.

Analgesia

Queimaduras são extremamente dolorosas, e por conta disso, requerem atenção adequada para o alívio da dor iniciada no cenário pré-hospitalar. Analgésicos narcóticos como o fentanil (1 mcg por kg do peso corporal) ou morfina (0.1 mg por peso corporal) nas doses adequadas ajudam no controle da dor.

Trauma ocular penetrante

O aumento na eficácia de roupas protetoras e novas armas resultaram em um aumento em lesões oculares, de 2.2% durante a segunda guerra mundial para 13.5% em operações no Iraque e Afeganistão. Durante a guerra do golfo, soldados encontraram sprays de alta pressão formados por fluidos hidráulicos quase invisíveis, sob pressão de 2,000 a 10,000 psi que jogou seus óculos protetores quando operando perto de campos petrolíferos.

O desafio é encontrar uma proteção ocular apropriada para uso militar. Nos EUA são reportados 40,000 ferimentos oculares por ano. A utilização de proteção ocular pode prevenir 90% de lesões graves.

Cuidado para trauma ocular penetrante

O cuidado pré-hospitalar é focado na proteção do olho para prevenir traumas adicionais. Avaliação da visão na arena tática é a determinação da capacidade do paciente de ler, contar dedos e perceber luz. As diretrizes do TECC são diferentes daquelas dos livros de serviço de emergência tradicional e ele recomenda a utilização de um "escudo" de olho, rígido e sem estofamento. O objetivo é criar uma barreira firme entre o olho ferido e o ambiente. Qualquer estofamento no "escudo" pode se prender no olho e aumentar a pressão intraocular e o aumento dessa pressão pode resultar em perda do humor vítreo do olho ferido.

Em uma situação tática é preferível deixar o olho não lesionado descoberto para que a vítima possa se mover e responder a mudanças da condição da zona de ameaça indireta/morna. Se ambos os olhos precisarem ser cobertos garanta que o socorrista TECC esteja providenciando suporte verbal e direções.

Se a visão do paciente está diminuindo e a área envolta do olho está inchando, isso é uma situação urgente, pois pode haver uma hemorragia atrás do olho que está comprometendo a integridade ocular.

TESTE SEU APRENDIZADO

Uma avaliação secundária revelou um pequeno pedaço de estilhaço preso ao olho do paciente. As diretrizes do TECC mandam o socorrista:

a. Iniciar um enxague de 20 min com soro fisiológico
b. Preparar e posicionar um anel em volta do estilhaço
c. Prender uma proteção rígida sobre o olho lesionado
d. Cobrir ambos os olhos com curativo oclusivo

Mover e se comunicar com o paciente

O objetivo é de tirar o paciente da zona de ameaça indireta/morna e levá-lo para a zona de evacuação/fria, essa transferência requer coordenação com o time de controle do incidente além de informação sobre o status das ameaças da zona quente.

Visto que a zona de ameaça indireta pode se tornar um ambiente perigoso, um pouco de criatividade para mover as vítimas incapazes de andar, por conta disso os socorristas TECC podem precisar improvisar macas ou utilizar técnicas de levantamento (**Figura 7-11**).

Figura 7-11 Levantamento das extremidades
© Jones & Bartlett Learning.

O caminho da zona de ameaça indireta/morna para a zona de evacuação/fria pode ter mudado e os socorristas TECC podem precisar criar um novo caminho, quebrando uma parede ou indo em outra direção, para garantir uma passagem segura.

Comunicação com o paciente

Na preparação para a movimentação tranquilize a vítima dizendo que a situação está melhorando e a oriente para continuar com cuidado próprio. Esse evento gera alta ansiedade e emoções deixando as vítimas e socorristas hiper vigilantes. Em algumas situações a baixa pode ser um socorrista TECC.

O papel do socorrista é de manter a calma e ser claro e consistente nas mensagens e na conduta. Haverá desafios com pais de crianças feridas e colegas de operadores feridos, cada um querendo o melhor para uma vítima, nessas situações pode ser necessária tato e uma posição de comando do socorrista. Alguns socorristas obtiveram sucesso em designar tarefas para essas pessoas preocupadas de acordo com a situação atual.

Comunicação com os hospitais

No momento em que as vítimas estão sendo movidas para fora da zona de ameaça indireta/morna os hospitais locais já devem estar mobilizando suas equipes para receber esses pacientes. Tanto diretamente quanto pelo setor médico no sistema de controle do incidente, é preciso providenciar o hospital **de acordo** com o número de pacientes, suas condições e o tratamento pré-hospitalar realizado.

Baseado em experiências de casos recentes, hospitais próximos ao incidente podem estar ocupados com vítimas que não passaram pelo serviço de emergência e foram direto para o hospital. O objetivo do setor de transporte é de levar cada vítima a um hospital apropriado.

TESTE SEU APRENDIZADO

Enquanto ocorre a preparação para a movimentação dos pacientes da zona de ameaça indireta/morna para a zona de evacuação:

a. Espere pelo número apropriado de equipes de ambulância chegar na fronteira da zona morna e fria.
b. Coordene com o time de controle do incidente.
c. Determine o melhor caminho com o menor número de obstáculos.
d. Utilize o mesmo caminho utilizado para chegar na zona de ameaça indireta/morna.

RCP em eventos com múltiplas vitimas

Parada cardíaca representa um problema único e impõe desafios difíceis no cuidado do paciente. Os livros sugeriram que a tentativa de reanimação da parada cardíaca no trauma e fútil e só consome recursos humanos e médicos.

Pesquisas recentes indicam algum sucesso em reanimação de pacientes com parada cardíaca deixados em departamentos de emergência mesmo sem ter alcançado restauração da circulação espontânea durante o cuidado pré-hospitalar.

Trabalhando no ambiente rigoroso de múltiplos pacientes em uma situação tática coloca os socorristas TECC em um dilema: Focar todos seus recursos em um paciente ou de fazer uma diferença na vida do maior número de vítimas possível conforme seus recursos permitam?

Correção de pneumotórax

Baseado na experiencia militar as diretrizes do TECC dizem que o socorrista deve considerar descompressão bilateral por agulha para vítimas sem respiração e pulso com trauma de tórax ou com múltiplos traumas (2 ou mais traumas significantes). Isso é feito para descartar pneumotórax como uma causa da parada cardíaca antes de finalizar o cuidado. Em um estudo, 4 de 18 pacientes de parada cardíaca que receberam descompressão do tórax reestabeleceram função cardíaca.

TESTE SEU APRENDIZADO

Enquanto realiza triagem de pacientes na zona de ameaça indireta/morna você encontra uma vítima com diversos traumas e sem pulso. A recomendação do TECC nesse caso é de:

a. Marcar o paciente com um cartão cinza ou preto.
b. Realizar uma elevação da cabeça para tentar restabelecer a respiração.
c. Realizar três ciclos de compressão continua do peito e verificar o pulso.
d. Realizar uma descompressão bilateral do tórax e verificar o pulso.

Resumo

- Prevenir hipotermia.
- Cuidado eficaz do TCE.
- Administrar medidas para a dor seguindo protocolos locais.
- Providenciar cuidado para queimadura; parar o avanço da queimadura.
- Utilize um "escudo" para lesões oculares penetrantes.
- RCP não é recomendado em incidentes com múltiplas vítimas (há poucas exceções). Considere descompressão bilateral por agulha se há evidencias de um trauma torácico.

REFERENCIAS E RECURSOS

Ari AB. Eye injuries on the battlefields of Iraq and Afghanistan: public health implications. *Optometry.* 2006;77:329-339.

Blanch RJ, Scott RAH. Military ocular injury: presentation, assessment and management. *J R Army Med Corps.* 2009;155(4):279-284.

Bredmose PP, Lockey DJ, Grier G, Watts B, Davies G. Pre-hospital use of ketamine for analgesia and procedural sedation. *Emerg Med J.* 2009;26(1):62-64.

Chinn M, Colella MR. An evidence-based review of prehospital traumatic cardiac arrest. *J Emerg Med Serv.* 2017 Apr;42(4):26-32.

Häske D, Böttiger BW, Bouillon B, et al. Analgesia in patients with trauma in emergency medicine. *Deutsches Arzteblatt Int.* 2017;114(46):785-792.

Jurkovich GJ, Greiser WB, Luterman A, Curreri PW. Hypothermia in trauma victims: an ominous predictor of survival. *J Trauma.* 1987;27(9):1019-1024.

Konesky KL, Guo WA. Revisiting traumatic cardiac arrest: should CPR be initiated? *Eur J Trauma Emer Surg.* 2018;44(6):903-908.

Losvik OK, Murad MK, Skjerve E, Husum H. Ketamine for prehospital trauma analgesia in a low-resource rural trauma system: a retrospective comparative study of ketamine and opioid analgesia in a ten-year cohort in Iraq. *Scand J Trauma Resus Emerg Med.* 2015;23(1):94.

Lyon R, Schwan C, Zeal J, et al. Successful use of ketamine as a prehospital analgesic by pararescuemen during Operation Enduring Freedom: our experience and literature review. *J Spec Oper Med.* 2018;18(1):69-73.

Miatry N, Bleetman A, Roberts KJ. Chest decompression during the resuscitation of patients in prehospital traumatic cardiac arrest. *Emerg Med J.* 2009;26(10):738-740.

Moffatt SE. Hypothermia in trauma. *Emerg Med J.* 2013;30:989-996.

National Association of Emergency Medical Technicians. *PHTLS: Prehospital Trauma Life Support.* 9th ed. Burlington, MA: Public Safety Group; 2019.

National Association of EMS Physicians, American College of Surgeons. Withholding of resuscitation for adult traumatic cardiopulmonary arrest. *Prehosp Emerg Care.* 2013;17(2):291.

Perlman R, Callum J, Laflamme C, et al. A recommended early goal-directed management guideline for the prevention of hypothermia-related transfusion, morbidity, and mortality in severely injured trauma patients. *Crit Care (London, England).* 2016;20(1):107.

Pfeifer JW. Fire as a weapon in terrorist attacks. *CTC Sentinel.* 2013;6(7):5-8.

Pinto VL, Adeyinka A. Increased intracranial pressure. [Updated 2019 Jan 20]. *StatPearls.* https://www.ncbi.nlm.nih.gov/books/NBK482119/. Accessed February 20, 2019.

Urban Fire Forum. *UFF Position Statement: Fire and Smoke as a Weapon.* Quincy, MA: National Fire Protection Association; 2014.

Módulo 8

Área de evacuação/Zona Fria

OBJETIVOS DA LIÇÃO

- Descrever as diferenças entre a área de ameaça indireta/área morna e área de evacuação/zona fria.
- Explorar as múltiplas plataformas de transporte em um evento tático
- Compreender a necessidade de transportar o paciente certo para o lugar certo na hora certa
- Descrever os recursos médicos adicionais disponíveis para o uso na área de evacuação/área fria

Resumo da área de evacuação/ zona fria

Lição 8: Cuidado de evacuação/ zona fria move a vítima da área de ameaça indireta/ zona morna para a área de evacuação/ zona fria.

Diferenças entre a área de ameaça indireta/zona morna e área de evacuação/zona fria

A zona fria é uma área relativamente segura para providenciar cuidados. Para uma grande maioria das emergências civis essa zona é onde os serviços de emergência pré-hospitalar atuam antes do deslocamento para um veículo de transporte. Para os socorristas das vítimas de emergências táticas essa é o cuidado de evacuação, esse é o cuidado providenciado pelo socorrista TECC após resgatar uma vítima de um local perigoso.

A maioria das técnicas de cuidado de vítimas do MARCH detalhadas na zona de ameaça indireta/zona morna vinham com o cuidado de que o tratamento era dependente da situação de ameaça atual. A natureza dinâmica e fluida das ameaças pode resultar no atraso das técnicas de cuidado até que a vítima esteja na zona de evacuação. A zona de ameaça indireta é uma área onde a ameaça é intermediaria entre quente e frio, por conta disso essa zona é considerada a mais desafiadora referente as decisões médicas que precisam ser feitas. O benefício de uma intervenção em particular precisa ser considerado com o risco de lesões adicionais para a vítima e socorrista certas medidas consideradas padrão no cuidado em situações normais, como a aplicação de um colar cervical para lesões penetrantes do pescoço antes de mover a vítima, não fazem sentido em um ambiente tático. Algumas técnicas para vítimas em estado crítico que foram iniciados na zona de ameaça direta/zona quente precisam ser reavaliadas e completadas na zona de evacuação.

Percepção situacional no cuidado da zona de evacuação/zona fria.

Os socorrista TECC e gerentes do incidente devem se manter vigilantes mesmo na zona de evacuação.

- As equipes de resgate podem ser um alvo conforme eles entram e saem da zona de evacuação.
- Equipamentos secundários podem ser colocados nas áreas de carregamento predefinidas.
- Podem ocorrer ataques indiretos nas rotas de transporte.
- A ameaça direta pode mover para a zona de evacuação.
- Vítimas sendo movidas para a zona de evacuação podem fazer parte da força de ataque e retomar o ataque durante o transporte ou na chegada da zona de evacuação.
- Ambulâncias já foram utilizadas como chamarizes, armazém de armas ou bombas em eventos internacionais.

Duas tendências que reforçam a necessidade de manter uma percepção situacional enquanto operam na zona de evacuação:(1) "lobos solitários" e (2) uma tendência a ferir socorristas. Maggie Koerth-Baker, reportando pelo FiveThirtyEight.com, compartilhou a seguinte observação: terroristas "lobos solitários" são também os terroristas mais mortais, de acordo com um estudo de 2017 publicado no jornal "Terrorism and Political Violence". Isso ocorre pois há uma força contra terrorista forte na maioria dos países, o que dificulta a operação de grupos terroristas, os lobos solitários tendem a ser mais educados e mais exilados socialmente do que os outros tipos." Desde 2015 os lobos solitários foram contados por 6% dos terroristas nos Estados Unidos, mas eles foram responsáveis por 25% dos ataques.

Serviços de emergência e bombeiros se tornaram alvos, esses grupos são propositalmente emboscados na chegada do local da emergência, e imediatamente se encontram sob fogo inimigo. Em 2012, uma estrutura pegando fogo durante a véspera de natal em Nova York resultou em todos os 4 membros da equipe sendo baleados com 2 mortes. Em uma madrugada de 2018, uma casa pegando fogo e uma emboscada resultou em danos por uma escopeta no caminhão da equipe de resposta.

Em Ferguson Missouri, manifestações civis começaram rapidamente após um policial branco disparar contra um suspeito negro em agosto de 2014, desde o começo dos protestos a segurança pública foi prejudicada por constante fogo dos protestantes, principalmente no período da tarde e noite. Cartuchos deixados pelos protestantes incluíam armas semiautomáticas como a AR-15. Isso fez com que bombeiros saíssem das áreas com construções pegando fogo. Equipes médicas operando nas zonas de evacuação ficaram no meio de zonas de ameaça direta quando as multidões surgiram.

Tenha um plano de evacuação primário, secundário e terciário.

A natureza dinâmica de eventos táticos obriga os socorristas TECC a balancearem o cuidado médico com o risco operacional. A metodologia PACE ajuda com o plano de evacuação:

- Primário: Transporte das vítimas da zona de evacuação utilizando ambulâncias e helicópteros de resgate.
- Alternado: Transporte de vítimas usando veículos alternativos como um ônibus ou SUV.
- Contingencia: Transporte não tradicional como veículos blindados ou comerciais assim como barcos ou trens
- Emergência: Métodos Ad Hoc baseado nos recursos colocar vírgula após vítimas imediatas e condições da segurança.

Além do veículo de transporte da vítima, a rota da zona de evacuação para uma instalação médica pode ser impactada pelo clima, ruas bloqueadas ou uma ameaça direta que se moveu. Os socorristas TECC também devem aplicar o PACE para as rotas até a instalação médica.

TESTE SEU CONHECIMENTO

Cuidado de evacuação significa cuidado médico:

a. Ministrada na chegada no hospital ou centro médico.
b. Providenciada durante o transporte da zona de evacuação até o centro médico.
c. Providenciada enquanto a vítima está na zona de evacuação.
d. Providenciada durante a movimentação da vítima da zona quente para a zona fria.

Recursos de transporte no cuidado de evacuação

O método de transporte preferível é o convencional de emergência, ou seja, ambulâncias com equipamentos e profissionais qualificados, podendo ser tanto suporte avançado de vida quanto suporte básico de vida. Nesse ponto a vítima não depende mais do que os socorristas TECC levam para eles.

Os serviços de emergência local sabem seus locais de atuação e a capacidade das instalações médicas que receberão as vítimas, além disso eles estarão operando dentro de um sistema de manejo de incidente que, normalmente, inclui coordenação regional das destinações das vítimas. Várias regiões urbanas também tem ambulâncias ônibus que podem transportar até 12 vítimas. (**Figura 8-1**)

Figura 8-1 Ambulância ônibus
© Mike Legeros. Usado com permissão.

Transporte médico aéreo pode transportar rapidamente vítimas em estado crítico para os centros especializados, além disso ele tem um alcance de transporte maior que permitirá que essas vítimas sejam movidas para hospitais mais distantes diminuindo o impacto nos centros mais próximos do incidente. Os profissionais do transporte aéreo também tendem a apresentar mais treinamento e equipamento mais avançado em comparação com o serviço normal das ambulâncias. O uso de veículos aéreos é frequentemente impactado pelo clima e regras de voo.

Os socorristas TECC podem considerar veículos de transporte não convencionais. Veículos de patrulha e veículos de serviços pré-hospitalares podem ser utilizados para o transporte de vítimas. Veículos blindados podem levar de duas a três vítimas.

Ônibus civis e caminhões comercias podem transportar múltiplas vítimas estáveis frequentemente com um único socorrista gerenciando as vítimas e guiando o motorista. Não descarte o uso de barcos ou transporte sobre trilhos baseado na geografia e status das rotas de evacuação.

Cuidado de Evacuação: Reavaliação

Há duas grandes mudanças quando a vítima chega na zona de evacuação/fria, primeiramente, há mais socorristas e recursos disponíveis e há uma necessidade imediata de reavaliar a condição da vítima e a eficácia do tratamento feito na zona morna. Enquanto o elemento responsável pela ameaça da zona quente ainda esteja descontrolado a zona de evacuação permite uma avaliação médica mais compreensível com um melhor cuidado.

TESTE SEU CONHECIMENTO

Uma diferença significante na zona de evacuação/fria é:

a. Melhor ventilação e luz.
b. Maior disponibilidade de recursos e socorristas.
c. Habilidade de interagir com o comandante.
d. Maior segurança.

Via aérea

Caso um dispositivo de via aérea esteja sendo utilizado, confirme que ele esteja aplicado de maneira apropriada. Determine se a restrição do movimento da coluna é necessária, caso já não esteja implementado. Administre oxigênio se disponível. A zona de evacuação pode ser o primeiro local em que oxigênio seja disponibilizado.

Se a via aérea estiver segura continue com a reavaliação. Caso ela não esteja segura, substitua a com um dispositivo supraglótico ou intubação endotraqueal baseado na condição geral do paciente.

Via aérea Supraglótica

Vias aéreas supraglóticas oferecem uma alternativa funcional a intubação endotraqueal, além disso várias jurisdições permitem o uso desse equipamento devido ao pouco treinamento necessário para atingir competência com ele. Esses dispositivos são inseridos sem visualização direta das cordas vocais, a maior vantagem das vias aéreas supraglóticas é que elas podem ser inseridas independentemente da posição do paciente, que pode ser especialmente importante para pacientes do trauma em local de difícil acesso ou extração ou ainda, com uma grande suspeita de lesão cervical.

Quando aplicadas em um paciente a via aérea supraglótica são projetadas para isolar a traqueia do esôfago, nenhum desses equipamentos fecha totalmente a traqueia portanto, há uma diminuição no risco de aspiração porém o risco não é eliminado. Alguns fabricantes desenvolveram vias aéreas supraglóticas em tamanho pediátrico. Os socorristas TECC devem garantir a aplicação do aparelho no tamanho correto de acordo com as especificações do fabricante caso estejam utilizando esse aparelho em pacientes pediátricos. (**Figura 8-2**)

Figura 8-2 A. Via aérea laringotraqueal King. **B.** Via aérea Máscara laríngea (LMA). **C.** Intubação LMA. **D.** Intubação LMA com tubo endotraqueal.
Fonte: Courtesy of Ambu, Inc. (A–B), and Courtesy of Teleflex, Inc. (C, D).

Indicações

- Prestadores básicos. Se o socorrista pré-hospitalar for treinado e autorizado e não conseguir estabelecer ventilação do paciente apneico ou bradipneicos com uma bolsa-valva-máscara e uma COF (cânula orofaríngea) ou CNF (cânula nasofaríngea), uma via aérea supraglótica é o dispositivo principal.

- Prestadores avançados. Uma via aérea supraglótica é frequentemente o dispositivo alternativo quando o socorrista pré-hospitalar não consegue realizar uma intubação endotraqueal e não pode ventilar o paciente facilmente com uma bolsa-valva-máscara e com uma cânula orofaríngea ou nasofaríngea.

Contraindicações

- Prestador é capaz de ventilar o paciente com uma bolsa-valva-máscara ou com uma COF ou CNF
- Reflexo faríngeo intacto

Complicações

- Engasgo e vômito caso reflexo faríngeo esteja intacto
- Aspiração
- Dano no esôfago
- Hipóxia caso ventilação seja feito utilizando o lúmen incorreto

---

TESTE SEU APRENDIZADO

A maior vantagem na utilização da via aérea supraglótica é:

a. Providencia controle positivo da traquéia.
b. Elimina completamente o risco de aspiração.
c. Introduz altas concentrações de oxigênio.
d. Pode ser inserido independentemente da posição do paciente.

Respiração

Observe se o selo torácico existente está funcionando apropriadamente e o paciente não está desenvolvendo um pneumotórax, trate todo o pneumotórax aberto com um selo torácico valvulados ou não valvulados. Procure por hipóxia ou hipotensão relacionada a respiração. Avalie selos torácicos existentes. Caso a condição clínica continue igual ou piore realize uma descompressão por agulha, por fim, o gerenciamento de um pneumotórax não muda uma vez que a vítima saiu da zona de ameaça indireta para a zona de evacuação.

Descompressão por agulha

Para uma descompressão por agulha a abordagem preferível é pelo quarto ou quinto espaço intercostal ao longo da linha axilar anterior (**Figura 8-3**), ela também pode ser executada através do segundo ou terceiro espaço intercostal na linha hemiclavicular do lado envolvido do tórax.

Durante a descompressão por agulha, a agulha e o cateter devem perfurar até o retorno de uma grande quantidade de ar ser alcançada, nesse ponto não é necessário continuar a afundar o equipamento (**Figura 8-4**). Uma vez que ocorreu a descompressão o cateter deve ser fixado ao tórax para prevenir deslocamento (**Figura 8-5**), o posicionamento incorreto (localização ou profundidade) pode causar lesão nos pulmões, coração ou em grandes vasos.

Figura 8-3 Descompressão por agulha da cavidade torácica é alcançada mais facilmente é o método que resulta em menos complicações quando realizada no quinto espaço intercostal seguindo a linha axilar anterior.
© Jones & Bartlett Learning.

Figura 8-4 A agulha e o cateter devem perfurar até o retorno de uma grande quantidade de ar ser alcançado, nesse ponto não é necessário continuar a introduzir o equipamento.
© Jones & Bartlett Learning. Photographed by Darren Stahlman.

Figura 8-5 Uma vez que ocorreu a descompressão o cateter deve ser fixado ao tórax para prevenir deslocamento
© Jones & Bartlett Learning.

Como uma regra geral, um pneumotórax bilateral é extremamente raro em pacientes que não estão intubados e ventilados com pressão positiva. O primeiro passo na reavaliação do paciente, além da confirmação do local do tubo endotraqueal, e garantir que o mesmo não tenha problemas ou dobras causando compressão do tubo, também é importante garantir que o tubo não tenha acidentalmente se movido para um brônquio principal. Para a descompressão por agulha em pacientes com pneumotórax bilateral que não estejam sendo ventilados com pressão positiva deve ser feita com extrema cautela pois se a execução pré-hospitalar for feita de forma incorreta o pneumotórax bilateral pode causar insuficiência respiratória grave.

O paciente deve ser transportado rapidamente para um hospital de referência adequado, o acesso venoso deve ser obtido a não ser que o tempo de transporte seja muito curto, além disso, o paciente deve ser observado para sinais de deterioração, pôr fim a repetição da descompressão e intubação endotraqueal podem ser necessárias.

TESTE SEU APRENDIZADO
Uma descompressão por agulha requer uma agulha intravenoso de calibre___ ou maior.
a. 22
b. 20
c. 18
d. 16

Cuidado de Evacuação: Controle de Hemorragia

Observe a vítima procurando sinais de sangramento ativo, confirme que há falta do pulso distal nas extremidades em que o torniquete foi aplicado, por fim observe os curativos hemostáticos para sangramentos adicionais.

Realize uma varredura de sangue completa, essas varreduras só funcionam bem quando feitas com luvas limpas, hemorragias graves e luz adequada. A combinação da varredura e limpeza é mais eficaz. A varredura significa uma avaliação utilizando seus dedos, nesse processo o operador deixa sua mão na forma de garra, com isso os dedos perceberão os ferimentos que poderiam ser perdidos embaixo das roupas, por fim exponha e acesse cada ferimento achado.

A varredura de sangue e avaliação em garra são parecidas com a avaliação da cabeça aos pés de do suporte avançado e básico de vida, esse processo é muito mais detalhado em comparação a avaliação feita na zona de ameaça indireta/zona morna. Quando realizando a varredura de sangue as mãos palpam rapidamente da cabeça aos pés e procuram por qualquer ferimento hemorrágico que não foram identificados no exame visual.

Ácido tranexâmico

Ácido tranexâmico (TXA) reduz a perda de sangue por inibição da quebra enzimática de fibrina. O estudo CRASH-2 mostrou que a administração de TXA, em pacientes com ferimento hemorrágico, no período de 3 horas de quando ocorreu a lesão, reduz mortes por sangramento e mortalidades em geral, sem risco, de eventos vasculares oclusivos. TXA é um derivado sintético da lisina que inibe a fibrinólise por meio do bloqueio dos sítios ativos dos plasminogênios.

O uso de TXA no ambiente pré-hospitalar é controverso e segurança e eficácia não foram provados, porém muitos serviços estão começando a utilizá-lo, caso o serviço esteja utilizando TXA no ambiente fora do hospital essas são as indicações e técnicas para sua utilização. TXA deve ser administrado o mais cedo possível em pacientes com o potencial para transfusão de sangue devido a amputações múltiplas, hemorragia interna grave ou choque hemorrágico. No cenário tático a zona de evacuação pode ser a primeira oportunidade para a aplicação de TXA. NÃO administre TXA se a lesão tiver mais de 3 horas.

TXA é administrado em 1 grama via intravenoso ou infusão intraóssea com uma infusão lenta de 10 min. Fique atento para hipotensão transitória durante a administração. O início da atividade é de 5 a 15 min após administração e a duração do bloqueio da fibrinólises é de 3 horas.

TXA também pode ser administrado oralmente ou diretamente no local do sangramento. As contraindicações incluem insuficiência renal e hematúria (sangue na urina) grave. Complicações incluem náusea, vômitos, diarréia;

alergias; e ocasionalmente tendências ortostáticas (hipotensão transitória). Há um risco teórico de trombose venosa profunda.

> **TESTE SEU APRENDIZADO**
>
> **A avaliação da vítima procurando hemorragias inclui:**
>
> a. Afrouxamento dos torniquetes aplicados na zona quente
> b. Realizar a varredura de sangue
> c. Pressão sistólica sanguínea palpável
> d. Branqueamento das unhas

Avaliação e conversão do torniquete

Durante a varredura do sangue reavalie a eficácia e as indicações clínicas dos torniquetes que foram aplicados na zona quente ou fria. O ferimento é apropriado para a utilização do torniquete? Caso não seja, utilize um curativo compressivo ou outra técnica para controlar a hemorragia, todavia não considere a remoção do torniquete a não ser que o atraso extremo do transporte seja esperado.

A hemorragia está sob controle? Não há pulsos distais abaixo do torniquete? Se a hemorragia não estiver controlada ou os pulsos distais estão presentes aperte o torniquete existente ou adicione um novo. Os torniquetes podem ser mantidos se o tempo de viagem da zona de evacuação/fria para uma instalação médica não for consideravelmente maior que 2 horas.

A conversão do torniquete é o processo de trocar o torniquete existente por um agente hemostático ou curativo compressivo, por mais que o torniquete seja uma ferramenta eficaz na zona quente, o uso estendido por tempo substancialmente maior que 2 horas pode causar danos evitáveis. Danos como lesão de pressão do tecido ou isquemia no tecido que não está sendo oxigenado.

Procedimentos da conversão do torniquete

Orientações para a conversão do torniquete são baseadas na experiencia militar quando retirando combatentes do campo de batalha para uma equipe cirúrgico.

- A conversão do torniquete deve ser considerada toda vez que o paciente é movido para o próximo nível de cuidado (quente para o morno, morno para o frio e frio para centro médico)
- Enquanto o tempo limite máximo não foi cientificamente provado, a conversão do torniquete deve ser considerada até 6 horas depois da sua aplicação inicial.

Torniquete Mais 1.

A abordagem militar para o gerenciamento do torniquete inclui um torniquete "Mais 1.", isso significa colocar um torniquete frouxo em cada extremidade em que um torniquete já foi aplicado (Mais 1). Isso é feito por dois motivos, o primeiro é, caso o torniquete que já foi aplicado rompa durante o processo de conversão já existe um reserva posicionado e pronto para ser apertado. Torniquetes são sujeitos a degradação ambiental e desgaste significante durante aplicação. Em um relatório pós ação distribuído com o Comitê do TCCC de 2014, observou-se que 10% dos torniquetes utilizados em um incidente, com seis vítimas, quebraram enquanto eram aplicados.

O segundo motivo é que é difícil determinar em qual nível o paciente está na curva de reanimação. A administração de fluidos (cristaloides, coloides ou sangue) e/ou cetamina tem o potencial de aumentar a pressão sanguínea acima do alvo hipotensivo. Por fim um segundo torniquete reduz o sangramento caso ele recomece repentinamente (**Figura 8-6**)

Figura 8-6 um segundo torniquete reduz o sangramento caso ele recomece repentinamente

Brendon Drew, DO; David Bird, PA-C, MPAS; Michael Matteucci, MD; Sean Keenan, MD, Tourniquet Conversion A Recommended Approach in the Prolonged Field Care Setting, Journal of Special Operations Medicine Volume 15, Edition 3/Fall 2015.

Com o torniquete mais 1 posicionado, afrouxe o torniquete inicial, caso não haja sangramento do ferimento deixe ambos os torniquetes no lugar, porém não apertados e faça o curativo na ferida. Se ainda há presença de sangramento, aplique um agente hemostático e mantenha pressão por 3 a 5 minutos, se após essa ação nenhum sangramento a mais seja notado, afrouxe os torniquetes e faça um curativo na ferida. Se os agentes hemostáticos falharem no controle do sangramento aperte o torniquete original na posição mais distal possível (de 5 a 7 cm acima da lesão), para controlar a hemorragia, garanta que não há pulso distal presente e deixe o torniquete mais 1 afrouxado e próximo ao apertado.

Contraindicações da conversão do torniquete

Quando os torniquetes não podem ser convertidos? Não se deve tentar converter os torniquetes utilizados em amputações, nesses casos o torniquete deve ser mantido alto e apertado na extremidade, próximo a axila nos membros superiores e virilha para os membros inferiores. Outra contraindicação da conversão do torniquete além a incapacidade de monitoramento direto do paciente, a incapacidade de observar a vítima no evento de um novo sangramento é uma contraindicação para a conversão, isso inclui pacientes enrolados em cobertores ou outro material anti-hipotérmicos. Concluindo, conversões não devem ser feitas caso a extremidade não possa ser observada para novos sangramentos.

Mais importante, conversões de torniquete nunca devem ser consideradas a não ser que o tempo de transporte para uma instalação médica seja consideravelmente maior que 2 horas.

TESTE SEU APRENDIZOPADO

Qual é uma contraindicação da conversão do torniquete?

a. Utilização da cinta pélvica.
b. Falta de agente hemostático.
c. Paciente recebeu coloide ou sangue
d. Tempo de transporte para o hospital é de 90 min

Cuidado de Evacuação: Controle do choque

O espaço pleural, a cavidade abdominal, o mediastino e o retroperitônio são todos espaços que podem reter sangue o suficiente para causar morte por exsanguinação. A resposta do corpo para o choque muda conforme a perda de sangue progredi, ele irá aumentar a taxa de batimentos cardíacos e irá contrair os vasos sanguíneos para manter a oxigenação dos órgãos durante o choque compensado. O paciente nessa situação apresentara uma leitura da pressão sanguínea normal e um possível pulso rápido, além disso ele pode estar agitado, ansioso e inquieto.

A perda de sangue contínua resultará no choque descompensado, nele a frequência cardíaca e respiração continuarão a subir enquanto a pressão sanguínea começara a cair, com isso o paciente se tornará letárgico e a pele ficara pálida ou cinzenta com uma textura pegajosa. Próximo ao estágio final, a frequência cardíaca cairá conforme o suprimento de sangue diminui. Realize uma avaliação completa no paciente, incluindo sinais vitais assim como seria realizado em um paciente traumatizado fora do ambiente tático.

Estabeleça linha intravenosa (IV) ou intraóssea (IO)

Dentro da zona de ameaça indireta/morna uma agulha calibre 18 com uma trava salina é o equipamento recomendado para realizar um acesso vascular. Agora que a vítima está na zona de evacuação, procedimentos mais apropriados para o controle do choque podem ser utilizados para combater o choque hemorrágico.

Caso necessário um único acesso por uma agulha calibre 18 é aceitável para reanimação hídrica, os socorristas TECC ainda estão seguindo o protocolo de reanimação e controle de danos. Se não há nenhum produto de sangue disponível, os cristaloides são o segundo melhor fluido para realizar a reanimação, a administração de ringer lactato ou soro fisiológico deve proceder em bolus de 250ml até que o pulso radial seja restaurado ou a pressão sanguínea sistólica esteja entre 80 e 90 mm Hg.

TESTE SEU APRENDIZADO

O objetivo da reanimação hídrica no cuidado de evacuação para pacientes sem trauma cranioencefálico é:

a. Manter a pressão sanguínea sistólica entre 120 e 130 mm Hg.
b. Manter a pressão sanguínea diastólica entre 80 e 90 mm Hg.
c. Aumentar o número de hemácias.
d. Manter o pulso radial.

Cuidado de evacuação: Traumatismo cranioencefálico

Traumatismo cranioencefálico (TCE) ocorre quando uma forca mecânica externa colide com a cabeça e causa uma aceleração/desaceleração do cérebro dentro da abóboda craniana, que, por sua vez resulta em lesão do tecido cerebral. O TCE pode ser fechado (sem corte) ou abertos (traumas penetrantes), os sintomas do TCE são altamente variados e dependem da área especifica do cérebro que foi afetada e a gravidade da lesão, alteração da consciência e déficit neurológico focal são os mais comuns. Várias formas de hemorragia intracraniana, como o hematoma epidural, hematoma subdural, hemorragia subaracnóidea e contusão hemorrágica podem ser componentes do TCE. TCE moderado e grave são ferimentos possivelmente letais.

Os socorristas TECC precisam focar nas complicações ou nas lesões secundárias do TCE:

- Edema cerebral
- Aumento da pressão intracraniana
- Queda na oxigenação cerebral

Essas complicações podem levar a um edema importante, compressão do tronco cerebral e a por fim, a morte.

O fornecimento continuo de células oxigenadas é vital para o cérebro, por conta disso, quando a pressão sanguínea sistólica da vítima é menor que 90 mm Hg ou quando a saturação do oxigênio via oximetria de pulso é menor que 90%, o risco de morte por lesão cerebral aumenta em mais de 2x. Isso requer que o socorrista TECC gerencie os seguintes pontos:

- Hipotensão: mantenha a pressão sanguínea acima de 90 mmHg
- Hipóxia: Mantenha a oximetria do pulso acima de 90%
- Hipocapnia: Mantenha ventilação adequada para manter os níveis de CO_2 dentro do padrão utilizando capnografia
- Hipoglicemia: mantenha o nível de glicose do sangue acima de 70mg/dl.

Além disso, fique alerta para qualquer sinal de um possível aumento na pressão intracraniana, como dor de cabeça, visão borrada, hipertensão, respiração superficial, fraqueza, problemas em andar ou falar ou mudanças comportamentais.

Estado mental alterado em suspeito de TCE

Os sinais inicias do TCE podem ser sutis e estarem associados com um pequeno aumento na pressão intracraniana. Esses sinais incluem:

- Dor de cabeça.
- Náusea.
- Nível de consciência alterado.
- Pontuação na escala de Glasgow <15.

Se deixada de lado a pressão intracraniana pode aumentar e resultar em herniação cerebral. Achados da avaliação com herniação cerebral podem incluir:

- Dilatação da pupila unilateral ou bilateral.
- Pontuação na escala de Glasgow ≤ 8.

- Tríade de Cushing (bradicardia, respiração irregular e aumento da pressão arterial sistêmica).
- Falta da resposta plantar e reflexos tendinosos profundos.
- Postura anormal (flexão e extensão).

Documentação inicial da escala de Glasgow é um passo vital para o processo avaliativo, pois ele vai servir como a base da avaliação neurológica futura. A breve avaliação neurológica na abordagem inicial deve incluir não só a escala de Glasgow, mas também o nível de consciência, tamanho das pupilas e resposta a luz, presença de qualquer postura e revisão dos sinais vitais. A avaliação neurológica na avaliação secundaria pode ser mais detalhada.

Reanimação hídrica do TCE

Hipotensão e hipóxia irão piorar o resultado de um paciente que também apresenta TCE, dessa forma uma reanimação hídrica apropriada pode prevenir os efeitos deteriorantes de um episódio de hipotensão em um paciente com um trauma cranioencefálico. Providencie fluidos para manter uma pressão sanguínea sistólica de 90 a 100 mm Hg e verifique por fortes pulsos periféricos e status mental. Se possível transporte o paciente com a cabeceira elevada em um ângulo de 30 graus.

TESTE SEU APRENDIZADO

_____ dobra o risco de morte por lesão cerebral.

a. Resposta pupilar assimétrica à luz
b. Posição de flexão anormal
c. Pressão sanguínea sistólica >120 mm HG
d. Saturação do oxigênio via oximetria de pulso <90%

Cuidado de evacuação: Queimaduras

Lesão por inalação é uma complicação grave em indivíduos queimados ou vítimas de fogo em espaços confinados. Um dos fatores que contribui para tais problemas é a disfunção pulmonar que pode levar rapidamente para uma hipoxemia e intoxicação por inalação de componentes, como monóxido de carbono e cianeto, que são difíceis de tratar. Reconhecimento antecipado e tratamento da intoxicação são cruciais para a recuperação do paciente.

No momento da avaliação inicial, intubação imediata deve ser considerada quando há sinais de inflamação da via aérea incluindo estridor, uso de músculos acessórios, angústia respiratória, hiperventilação e queimaduras no pescoço ou cabeça. Durante a avaliação da respiração a FiO_2 deve ser mantida a 100% para corrigir a hipoxemia resultante da baixa concentração de oxigênio do ar inspirado no ambiente com fogo.

(CAIXA 8-1)

Sintomas de intoxicação por monóxido de carbono

- **Leve**
  - Dor de cabeça
  - Fadiga
  - Náusea

- **Moderado**
  - Dor de cabeça intensa
  - Vômito
  - Confusão
  - Sonolência
  - Aumento na frequência cardíaca e ventilatória

- **Grave**
  - Convulsões

- o Coma
- o Parada cardíaca
- o Morte

Cyanokit

5g de cyanokit (hidroxocobalamina injetável) são recomendados para tratamento de intoxicação conhecido por cianeto, caso a alta suspeita clínica de intoxicação, a administração de cyanokit deve ser feita imediatamente. É preciso prestar atenção no exame neurológico devido à queda no nível de consciência, resultado de hipoxemia/hipercapnia ou intoxicação por monóxido de carbono/cianeto. A dosagem inicial de cyanokit para adultos é de 5g (contidos em um único frasco), a administração deve ser feita por infusão intravenosa no período de 15 min (aproximadamente 15ml/min). Uma segunda dose de 5g pode ser aplicada via infusão intravenosa dependendo da gravidade e da resposta clínica levando o total para 10g. A taxa de infusão para uma segunda dose pode variar de 15min (para pacientes extremos) a 2 horas, de acordo com a recomendação clínica (**Figura 8-7**).

Figura 8-7 Conteúdo do Cyanokit
© Jim Thompson/Albuquerque Journal/ZUMA Press Inc/Alamy Stock Photo.

Nitrito de Amila

O nitrito de amila, um composto com propriedades vasodilatadoras e que oxida a hemoglobina em metahemoglobina na ligação ao cianeto, também tem sido usado para tratar a intoxicação por cianeto. Ele normalmente é administrado com outros agentes (nitrato de sódio e tiossulfato de sódio) em um kit de antídoto de cianeto com outras medidas de suporte como oxigênio.

Um estudo retrospectivo examinando o tratamento de intoxicação por cianeto em trabalhadores industriais concluiu que nitrito de amila foi eficaz e sem efeitos colaterais residuais, a não ser uma dor de cabeça e perda de apetite. Todavia outros estudos alertaram sobre o uso de nitrito de amila em intoxicação por cianeto em massa, devido a diversas limitações: administração descontrolada de ampolas de nitrito de amila com uma possível dosagem inadequada, potencial para intoxicação grave como meta-hemoglobinemia induzida por nitrato e em vítimas que inalaram fumaça, resultando uma carboxihemoglobinemia com uma queda subsequente de oxigenação dos órgãos e distração dos socorristas no atendimento em um cenário de múltiplas vítimas. A administração de nitrato de amila utilizando um nebulizador ou inalador pode ajudar a minimizar as deficiências. Em suma, os estudos mostrando a segurança e eficácia do nitrato de amila são inconclusivos e o risco-benefício pode não ser favorável. Por outro lado, hidroxocobalamina, que foi aprovado pelo FDA em 2006, tem um risco-benefício maior e é, em geral, um melhor antídoto para intoxicação por cianeto.

Tiossulfato de sódio

Tiossulfato de sódio aprimora a conversão de cianeto para tiocianato, que por sua vez e excretado por via renal. Tiossulfato tem um efeito tardio e por conta disso ele é utilizado com nitrato de sódio que acelera a ação do antídoto. Nitrato de sódio precisa ser utilizado com cuidado pois ele pode provocar hipotensão e colapso cardiovascular, além de gerar altos níveis de meta-hemoglobina. Todavia em casos de inalação de fumaça em que há suspeita de intoxicação por cianeto a administração de tiossulfato de sódio é segura.

Exemplos de um protocolo de envenenamento por cianeto de hidrogênio

1. Pacientes com exposição grave (sem respiração e inconsciente) devem receber 100% de oxigênio imediatamente. Monitoramento cardíaco e avaliação da saturação de oxigênio devem ser feitas quando possível. Antídotos devem ser administrados o mais cedo possível (ver a seguir). É importante apontar que os resultados da oximetria de pulso não são confiáveis no cenário de intoxicação por monóxido de carbono e meta-hemoglobina que são induzidos por nitrato de amila ou terapia de nitrato de sódio. Valores normais da saturação de oxigênio nesses pacientes podem ser associados com hipóxia acentuada.
2. Ventilação utilizando uma bolsa-valva-máscara com uma ampola de nitrato de amila (aplicado) na máscara, após alguns minutos adicione outra ampola continue a adicionar uma ampola nova após mais alguns minutos. Essa é uma medida temporária até que medicações intravenosas possam ser utilizadas, mas ele também pode ajudar na recuperação.

3. Administre 300mg (10ml) de nitrato de sódio intravenoso no período de 5 min e um flush (dose para crianças: 0.2-0.3 ml/kg, ou 6-9mg/kg da solução de 3%). Não há uma recomendação separada para bebês. Para pacientes mais idosos utilize a dose de adulto ao menos que ele seja pequeno e frágil. Esteja ciente que nitratos produz hipotensão ortostática, porém um paciente que consegue ficar em pé não necessitara deles.
4. Continue com 12.5 g (50 ml) de tiossulfato de sódio intravenoso (dose para crianças: 0.4 mg/kg, ou 1.65 ml/kg da solução de 25%). Não há recomendação separada para bebês. A dose adulta deve ser utilizada para idosos a não ser que ele seja pequeno e frágil. Tenha cuidado na administração de nitrato em pacientes com hipertensão ou doenças cardíacas. Nitrato de amila, nitrato de sódio e tiossulfato de sódio estão no kit Pasadena (antes chamado de lilly) de antídoto para cianeto, duas ampolas de 300mg/10 ml e 12.5 g/50 ml. Utilize meia dose em 20 min caso não haja melhora. Siga as instruções na caixa do kit.
5. Caso o paciente continue no estado apnéico, considere intubação e passagem continua de oxigênio pelo tubo com ventilação assistida.

TESTE SEU APRENDIZADO
Qual das alternativas a seguir sobre inalação de fumaça é verdadeira?
a. Não intube um paciente com a traqueia encharcada de fuligem.
b. Hidroxocobalamina pode ser um antídoto mais apropriado para intoxicação por cianeto.
c. Tiossulfato de sódio é o primeiro medicamento intravenoso a ser aplicado em uma situação de intoxicação de cianeto.
d. O equipamento de oximetria de pulso dobra o valor de $SatO_2$ em situações de intoxicação por monóxido de carbono.

Cuidado de evacuação: Analgesia

Analgesia é uma parte essencial da medicina pré-hospitalar, porém para essa assistência ser eficaz é necessário conhecimento e habilidades específicas do socorrista TECC, pois a administração de analgésicos ou sedativos podem levar a novas complicações como a hipotensão ou hipoventilação.

A administração nacional de segurança de trânsito dos EUA financiou um guia baseado em evidências para a analgesia pré-hospitalar no trauma utilizando a metodologia GRADE. Por mais que o grupo discutiu sobre analgésicos orais e métodos não farmacológicos para o controle de dor, como distração e imobilização, eles chegaram à conclusão que, para o maior impacto possível, o guia deveria focar na avaliação da dor e na aplicação de agentes farmacológicos disponíveis no campo para socorristas do nível avançado. Baseado nas suas recomendações com base em evidências, foi desenvolvido um protocolo para o cuidado para dor aguda no trauma. (**Figura 8-8**)

Figura 8-8 Guia baseado em evidências para a analgesia pré-hospitalar.
Reproduced with permission from Marianne Gausche-Hill, MD, Kathleen M. Brown, et. al. An Evidence-based Guideline for Prehospital Analgesia in Trauma, Taylor & Francis, 2013.

Cuidado de evacuação: PCR

A resposta de um socorrista TECC para uma vítima em parada cardíaca providencia um dos exemplos mais extremos sobre o cálculo do risco e recompensa feito dentro de uma arena tática. Na zona de ameaça direta, um paciente encontrado sem pulso ou respiração é marcado como morto, caso o paciente entre em parada cardíaca dentro da zona de ameaça indireta/morna o socorrista TECC irá considerar descompressão bilateral por agulha em pacientes sem pulso ou respiração com trauma no tronco ou politrauma (duas ou mais lesões graves). Isso é feito para descartar pneumotórax como causa da parada cardíaca antes da descontinuação do cuidado.

Uma vítima que entra em parada cardíaca dentro da zona de evacuação/fria irá receber a mesma medida de reanimação que um paciente com parada cardíaca traumática (PCRT) receberia fora da arena tática. Pesquisas de reanimação mostraram algum sucesso na reanimação de pacientes com PCRT, entregues nos departamentos de emergência, sem a restauração da circulação espontânea durante o cuidado pré-hospitalar.

O socorrista TECC deve considerar a causa clínica da parada cardíaca:

- Comprometimento da via aérea
- Hemorragia
- Pneumotórax
- Hérnia cerebral
- Afogamento
- Eletrocussão
- Outra condição médica

Reanimação inclui a utilização de todos os recursos pré-hospitalares disponíveis, principalmente aqueles que reduzem o número de socorristas trabalhando no mesmo paciente como compressões mecânicas de tórax.

> **TESTE SEU APRENDIZADO**
>
> **Qual pode ser uma causa de parada cardíaca traumática na zona de evacuação/fria?**
>
> a. Hemorragia
> b. Hérnia cerebral
> c. Comprometimento da via aérea
> d. Todas as alternativas anteriores

Cuidado de evacuação: Hipotermia

Hipotermia, acidose e coagulopatia constituem a tríade letal que é um ciclo vicioso que leva a morte de um paciente do trauma. A hipotermia pode impactar a coagulação, ou seja, dificulta a capacidade do corpo de produzir coágulos. A presença de hipotermia e acidoses que resultam em coagulopatia e a relação entre essas três condições pode resultar em uma taxa de morte de 90% em vítimas de trauma grave.

Socorristas TECC devem se manter vigilantes para manter a temperatura da vítima, enquanto outros tratamentos são realizados. A natureza de algumas condições médicas, os efeitos colaterais de algumas intervenções médicas e a necessidade de expor áreas lesionadas podem esfriar rapidamente o corpo.

Os socorristas TECC podem neutralizar a hipotermia em pacientes do trauma diminuíndo a transferência de calor seguindo os seguintes passos:

- Remova roupas molhadas/ensanguentada.
- Cubra a vítima.
- Coloque um cobertor embaixo do paciente.
- Transporte-o em uma superfície adequada.
- Providencie fluido intravenoso aquecido a 39°C.
- Utilize manta de ar caso disponível.
- Utilize kits de cuidado e prevenção de hipotermia caso disponível. (**figura 8-9**)

Figura 8-9 Kit de cuidado e prevenção de hipotermia
Reproduced with permission from North American Rescue. Retrieved from https://www.narescue.com/nar-hypothermia-prevention-and-management-kit-hpmk

> **TESTE SEU APRENDIZADO**
>
> A presença de hipotermia e acidose pode resultar em uma taxa de mortalidade de ____ em pacientes do trauma.
>
> a. 90%
> b. 70%
> c. 60%
> d. 40%

Cuidado de evacuação: Reavaliação, documentação, comunicação e preparação para movimentação

A preparação necessária para mover um paciente da zona de evacuação/fria é similar ao movimento de um paciente traumatizado da zona tática para uma instalação médica. Os socorristas TECC irão realizar uma reavaliação da cabeça aos pés da vítima, procurando por sangramentos, permeabilidade da via aérea e qualquer ferimento possivelmente fatal. Todas as talas, curativos e acessos venosos também devem ser reavaliados.

Existem 2 níveis de documentação, o primeiro é diretamente no paciente e é feito para tratamentos significantes ou condições que precisam ser passados para a instalação independentemente de papel, fala ou notificação eletrônica. Utilização de torniquete e acesso venoso são duas medidas que precisam ser anotadas no paciente.

O segundo nível de documentação é a informação encontrada em um relatório pré-hospitalar, nele são incluídas as observações iniciais, o cuidado pré-hospitalar, sinais vitais, e histórico do paciente. Devido à natureza rigorosa da arena tática essa documentação pode ser encontrada no marcador da triagem **(Figura 8-10)**.

Figura 8-10 Marcador da triagem
© U.S. Air Force photo/ Sgt. Benjamin Raughton/Archistoric/Alamy Stock Photo.

Alguns serviços de emergência regionais nos EUA estão utilizando marcadores da triagem e identificação por frequência de rádio (RFID) e relatórios eletrônicos do cuidado do paciente, esses sistemas fazem parte de um sistema complexo do rastreamento do paciente que se inicia na cena do incidente e procede durante todo o processo do paciente.

Comunicação com o paciente

Na preparação do movimento do paciente da zona de evacuação/fria reconforte o paciente sobre a situação atual, direcione a vítima a continuar o cuidado próprio e explique para onde o paciente vai. O objetivo do socorrista é de ficar calmo, claro e consistente nas mensagens, instruções e conduta.

Comunicação com os hospitais que receberão as vítimas

Comunicações da zona de evacuação/fria irão variar dependendo da arena tática e dos recursos disponíveis. Em um lado das ações, a comunicação entre o hospital e o setor de transporte dentro do sistema de controle do incidente, pode ser realizada de maneira digital. Em algumas áreas nos EUA existem um centro de despacho que coordena o transporte dos pacientes utilizando informação em tempo real das disponibilidades dos hospitais da região.

Em Maryland, por exemplo, o centro de emergência e recursos médicos (EMRC) coordena a consulta médica entre unidades médicas e médicos nos hospitais. Unidades médicas requisitando uma consulta médica podem chamar o EMRC que irá instruir a unidade a mudar para um canal médico disponível para entrar em contato com o hospital. Enquanto no caminho do hospital os socorristas pré-hospitalares transmitem a informação do paciente para um médico online do hospital. Esses médicos podem direcionar os socorristas pré-hospitalares a seguir protocolos médicos específicos e autorizar tratamentos adicionais.

No outro lado das ações, o socorrista TECC utiliza um rádio ou celular para alertar o hospital, que irá receber os pacientes, sobre cada vítima que está saindo da zona de evacuação, essa informação é acompanhada em uma folha de papel. Independentemente da tecnologia os hospitais precisam saber o número de pacientes e as condições deles além do tratamento pré-hospitalar recebido.

Preparando o paciente para a movimentação

A vítima está saindo da arena tática para ser transportado para uma instalação médica. Providencie comunicação verbal adequada para o time do transporte deixando claro a condição do paciente, tratamento realizado e um relatório do cuidado do paciente escrito (ou digital) que seja uma base para os próximos níveis de cuidado.

Incidentes táticos também serão cenas de crimes, por conta disso, tente manter a roupa do paciente com ele ou documentada sobre onde ela foi deixada na cena. Essa ação será útil para os técnicos criminalistas para identificar onde a vítima estava originalmente.

Estabilize o paciente de maneira adequada com uma maca ou outro aparelho para transportar pacientes. Se mantenha vigilante para condições ou situações que podem gerar hipotermia e por fim, siga todas as medidas de segurança.

TESTE SEU APRENDIZADO

Tratamentos pré-hospitalares que precisam ser marcados no paciente incluem:

a. Quando o torniquete foi aplicado.
b. Tamanho do cateter intravenoso.
c. Sinais vitais iniciais.
d. Quando tentativa de reaquecimento começaram.

Resumo

- Tenha um plano de evacuação
    - Primário, Secundário e terciário
- Reavalie, reavalie e reavalie
- Trate a vítima
    - Avaliação primária
    - Avaliação secundária
- Introduza equipamento de monitoramento eletrônico
- Se comunique com as vítimas
- Providencie um aviso com antecedência para o hospital
- Documente o cuidado feito

REFERENCIAS E RECURSOS

American College of Surgeons. *Strategies to Enhance Survival and Intentional Mass Casualty Events*. Chicago: American College of Surgeons; 2015.

Ciottone GR. *Ciottone's Disaster Medicine*. 2nd ed. Atlanta, GA: Elsevier; 2015.

Drew B, Bird D, Matteucci M, Keenan S. Tourniquet conversion: a recommended approach in the prolonged field care setting. *J Spec Oper Med*. 2015;15(3):81-85.

Emergency Management Institute. IS-907 Active Shooter: *What You Can Do. Student Manual*. Washington, DC: National Protection and Programs Directorate/Office of Infrastructure Protection, U.S. Department of Homeland Security; 2015.

EMS challenges and lessons learned from the Ferguson riots. EMS1.com website. https://www.ems1.com/ems-products/communications/articles/2146450-EMS-challenges-and-lessons-learned-from-the-Ferguson-riots/. March 30, 2015.

Gausche-Hill M, Brown KM, Oliver ZJ, Sasson C, Dayan PS, Eschmann NM, Weik TS, Lawner BJ, Sahni R, Falck-Ytter Y, Wright JL, Todd K, Lang ES. An evidence-based guideline for prehospital analgesia in trauma. *Prehosp Emerg Care*. 2014;18:(Sup1):25-34.

Haley KB, Brooke Lerner EB, Guse CE, Pirrallo RG. Effect of system-wide interventions on the assessment and treatment of pain by emergency medical services providers. *Prehosp Emerg Care*. 2016;20(6):752-758.

Holcomb, JB. Major scientific lessons learned in the trauma field over the last two decades. PLoS Med. 2017;14(7):e1002339.

Joint Trauma System Clinical Practice Guideline. *Traumatic Brain Injury Management in Prolonged Field Care* (CPG ID: 63). Washington, DC: Department of Defense; 2017.

Koerth-Baker M. Only 6 percent of U. S. terrorists act alone, but they are prolific. FiveThirtyEight.com website. https://fivethirtyeight.com/features/pipe-bomb-lone-wolf-terrorism/. October 26, 2018.

National Association of Emergency Medical Technicians. *PHTLS: Prehospital Trauma Life Support*. 9th ed. Burlington, MA: Public Safety Group; 2019.

Office of Health Affairs. *First Responder Guide for Improving Survivability in Improvised Explosive Device and/or Active Shooter Incidents*. Washington: DC: Department of Homeland Security; 2015.

Phillips PJ. Lone wolf terrorism. *Peace Econ Peace Sci Pub Pol*. 2011;17(1):1-29.

Ramesh AC, Kumar S. Triage, monitoring, and treatment of mass casualty events involving chemical, biological, radiological, or nuclear agents. *J Pharm Bioallied Sci*. 2010;2(3):239-247.

Roberts I, Prieto-Merino D, Manno D. Mechanism of action of tranexamic acid in bleeding trauma patients: an exploratory analysis of data from the CRASH-2 trial. *Crit Care (London, England)*. 2014;18(6):685.

Snyder D, Tsou A, Schoelles K. *Efficacy of Prehospital Application of Tourniquets and Hemostatic Dressings to Control Traumatic External Hemorrhage*. Washington, DC: National Highway Traffic Safety Administration; 2014.

Spaaj R. The enigma of lone wolf terrorism: an assessment. *Stud Conflict Terror*. 2010;33(9):854-870.

Takesh N, Kinoshita T, Yamakawa K. Tranexamic acid and trauma-induced coagulopathy. *J Intens Care*. 2017;5:5.

U.S. Army Training and Doctrine Command. *A Military Guide to Terrorism in the Twenty-First Century* (Version 5.0). Fort Leavenworth, KS: TRADOC Army Training and Doctrine Command; 2007.

Módulo 9

Triagem

OBJETIVOS DA LIÇÃO

- Discutir as diferenças entre triagem primária e secundária
- Identificar as limitações do algoritmo de triagem
- Explicar como a triagem é impactada devido à falta de recursos

Resumo da triagem do TECC

Lição 9: A triagem realiza uma observação detalhada aos próprios sistemas quando utilizados no cenário tático.

Conceitos da triagem

Triagem é um termo francês que significa "organizar". A triagem é um processo utilizado para indicar prioridade no tratamento e transporte no ambiente pré-hospitalar, ela pode ser utilizada em dois contextos diferentes:

1. Recursos suficientes estão disponíveis para cuidar de todos os pacientes. Nessa situação de triagem os pacientes com ferimentos mais graves recebem o cuidado e transporte primeiro, já aqueles com lesões mínimas são tratados e transportados depois.
2. O número de pacientes excede a capacidade imediata dos recursos disponíveis. O objetivo nessa situação de triagem é de garantir a sobrevivência do maior número de pacientes feridos, nesse cenário os pacientes são divididos em categorias de cuidado. Em um incidente de vítimas em massa (MCI), o cuidado dos pacientes precisa ser racionado visto que o número de pacientes excede os recursos disponíveis.

O número de socorristas que passarão por um MCI de 50 a 100 vítimas simultâneas é raro, porém, vários passarão por MCIs com 10 a 20 pacientes e a maioria desses socorristas conseguirão controlar um incidente com 2 a 10 pacientes. O centro de controle e prevenção de doenças (CDC) define um evento de vítimas em massa quando o número de vítimas excede 6.

O objetivo do controle do paciente na cena de um MCI é de fazer o melhor possível para o maior número de pacientes com os recursos disponíveis no local. É a responsabilidade do socorrista do TECC de decidir quem será o primeiro a ser tratado. As regras usuais sobre salvar vidas são diferentes nos MCIs, a decisão é sempre de salvar o maior número de vidas possível, porém quando os recursos disponíveis não são o suficiente para ajudar todos os feridos, esses equipamentos precisam ser dedicados para as pessoas com maior chance de sobrevivência.

Em uma escolha entre um paciente com uma lesão catastrófica, como um trauma cranioencefálico grave, e um com hemorragia aguda intra-abdominal, o plano de ação adequado no MCI é de primeiro cuidar do paciente recuperável. Nesse caso o paciente com hemorragia, visto que cuidar do paciente com o trauma cranioencefálico primeiro provavelmente resultará na morte de ambos os pacientes; o paciente com trauma cranioencefálico morrerá porque o seu caso não é recuperável e o paciente com hemorragia morrerá pois o tempo, equipamento e socorristas foram cuidar do paciente não resgatável. O que impediu a vítima resgatável de receber o cuidado simples para sobreviver até um cuidado cirúrgico ficar disponível.

Na triagem de um MCI um paciente com lesão catastrófica pode ser considerado uma "baixa prioridade" e seu tratamento ser atrasado até que mais ajuda e equipamentos cheguem ao local. Essas são circunstâncias e decisões difíceis de serem tomadas, mas os socorristas TECC precisam responder de forma adequada e rápida. O socorrista TECC com poucos recursos não deve tentar reanimar um paciente com parada cardíaca com pouca chance de sobrevivência, enquanto outros três pacientes morrem por uma hemorragia externa. O "esquema de seleção" mais utilizado divide os pacientes em cinco categorias baseado na necessidade de cuidado e chances de sobrevivência:

1. **Imediato-** São pacientes em estado crítico, apesar disso eles necessitarão de pouco tempo e recursos para estabilizar. Além disso, esses pacientes também tem um bom prognóstico de sobrevivência. Um exemplo é um paciente com via aérea comprometida ou hemorragia externa maciça.
2. **Atrasado-** Pacientes que apresentam lesões debilitantes, mas que não necessitam de cuidado imediato para salvar sua vida ou membros. Um exemplo é um paciente com uma fratura de osso longo.
3. **Secundário-** São pacientes também chamados de "feridos andantes", pois apresentam ferimentos mínimos e que podem esperar para tratamento, podem também ajudar a tranquilizar outros pacientes ou servirem como assistentes.
4. **Expectante-** São pacientes que apresentam ferimentos tão graves que as chances de sobrevivência são mínimas. Um exemplo é um paciente com queimaduras em 90% do corpo e lesão pulmonar térmica.
5. **Mortos-** São pacientes que não respondem, não apresentam pulso nem respiração. Em um desastre os recursos disponíveis raramente permitem uma tentativa de reanimação de parada cardíaca.

> **TESTE SEU APRENDIZADO**
> **Uma vítima categorizada como_____ pode ajudar no transporte de outros pacientes.**
> a. Imediato
> b. Atrasado
> c. Secundário
> d. Expectante

Triagem primária

A triagem primária é a primeira avaliação feita por um socorrista TECC para categorizar, de forma rápida e precisa, a condição do paciente e o transporte necessário. A triagem primária pode ser iniciada assim que o paciente sair do "X" e da zona de ameaça direta, durante essa triagem ocorre uma análise breve e um tipo de identificação normalmente presa a um marcador de triagem ou fita de triagem. (**Figura 9-1**)

Figura 9-1 Marcadores de triagem (da esquerda para direita) A. Fita impermeável de armas de destruição em massa, marcador: traseira, marcador: frente.
© Jones & Bartlett Learning.

A principal informação necessária no marcador, além um número exclusivo, é uma categoria da triagem. Uma triagem rápida e precisa ajudará a trazer ordem para o caos de um cenário de MCI e permitirá que os pacientes em estados mais críticos sejam os primeiros a serem transportados. Após a triagem inicial o socorrista TECC deverá passar as seguintes informações para o supervisor do local:

- O número total dos pacientes
- O número de pacientes em cada categoria da triagem
- Recomendações para a extração e movimentação dos pacientes para a área de tratamento
- Recursos necessários para completar a triagem e iniciar o movimento dos pacientes para a zona de evacuação.

> **TESTE SEU CONHECIMENTO**
> **Uma atividade principal na triagem primária é:**
> a. Documentar os sinais de vida basais de cada paciente
> b. Documentar a classificação da triagem de cada paciente
> c. Determinar o número de armas e o calibre delas
> d. Determinar o nível de exposição química.

Limitações do sistema de triagem

Em um estudo internacional do sistema de triagem, David C. e Kristi L. Koenig concluiriam que: "Atualmente há diversos esquemas de triagem sendo utilizados no mundo, porém poucos são voltados para a triagem na ordenação e priorização de pacientes em cenários de vítimas em massa ou desastres." Além disso os pesquisadores também observaram que a triagem de campo é utilizada, pelos socorristas pré-hospitalares, para determinar se o paciente em questão requer os recursos de um centro de trauma.

A maioria das análises do sistema de triagem são baseadas em simulações e exercícios de vítimas em massa. Cenários de vítimas em massa como o de Boston, Orlando, e Las Vegas reiteram os limites de todos os sistemas de triagem. Mesmo com essas limitações, utilizar o sistema de triagem para contar o número de vítimas e o nível de prioridade é vital. O relatório da triagem guia o comandante da operação e a equipe médica a preparar os recursos apropriados para cuidar das vítimas vindas do cenário tático.

TESTE SEU APRENDIZADO

Uma crítica do sistema de triagem:

a. O sistema foca na identificação de indivíduos que necessitam de um centro de trauma.
b. Ele identifica o número de vítimas e o nível de prioridade.
c. Ele providencia uma visão geral do incidente para o comandante
d. Ele providencia um aviso prévio dos requerimentos de transporte

---

Triagem START

A triagem START é um dos métodos mais fáceis de triagem. START vem do inglês "Simple Triage and Rapid Treatment" que significa triagem Simples e Tratamento Rápido. Os funcionários do hospital Hoag Memorial foram responsáveis pelo desenvolvimento desse método de triagem em 1983. A triagem START utiliza uma avaliação limitada pela habilidade do paciente de andar, status respiratório, status hemodinâmico(pulso) e status neurológico. (**Figura 9-2**)

Figura 9-2 Mapa de decisão do algoritmo da triagem START
Courtesy of Hoag Hospital Newport Beach and the Newport Beach Fire Department.

O primeiro passo no sistema de triagem START, executado na chegada da cena, é a chamada dos pacientes, "se você consegue me escutar e consegue andar..." e guiá-los para um local facilmente identificável. As pessoas feridas são os "feridos andantes" e são considerados prioridade mínima(verde), ou pacientes de terceira prioridade. Em um cenário tático não obrigue as vítimas a atravessarem uma zona de ameaça direta.

O segundo passo no processo START é direcionado aos pacientes incapazes de andar. Mova-se para o primeiro paciente e avalie o status respiratório, caso o paciente não esteja respirando abra a via aérea com uma manobra simples, em casos em que o paciente ainda não consegue respirar é marcado como expectante (preto). Por fim, em casos em que o paciente volte a respirar marque-o como imediato(vermelho) e o coloque na posição lateral de segurança e siga para o próximo paciente.

Se o paciente estiver respirando uma estimativa rápida da frequência respiratória deve ser feita, um paciente que esteja respirando acima de 30 respirações/min ou menos que 10 respirações/min devem ser marcados como imediato (vermelho). Se o paciente respirar entre 10 e 29 respirações/min siga para a próxima etapa da avaliação.

O próximo passo é avaliar o status hemodinâmico do paciente verificando o pulso radial bilateral. A falta de um pulso radial significa que o paciente está hipotenso e deve ser marcado como imediato, já se o pulso estiver presente mova-se para o próximo paciente.

A avaliação final na triagem START é avaliar o status neurológico do paciente, que basicamente significa avaliar a capacidade do paciente de seguir comandos simples como "mostre 3 dedos". Essa avaliação determina se o paciente consegue compreender e seguir comandos. Um paciente que esta inconsciente ou não consegue seguir comandos simples é classificado como imediato, já um paciente que responde a comandos simples deve ser marcado como atrasado.

TESTE SEU CONHECIMENTO
Um paciente que está respirando com uma frequência acima de 30 respirações/min é marcado como:
a. Imediato
b. Atrasado
c. Expectante
d. Secundário

Triagem SALT

Em 2012, o CDC publicou um relatório chamado "Diretrizes para a triagem de campo de pacientes feridos, recomendação nacional para profissionais nacional na triagem de campo". Esse documento revisou o esquema de triagem de campo de 1986 e analisou toda a informação publicada desde a última reunião do grupo de trabalho em 2006. O esquema de triagem SALT foi feito com a intenção de ser uma base para o sistema de triagem em incidentes de vítimas em massa de uso nacional, seguindo os Critérios Básicos Uniformes de Modelo baseados em Ciência e Consenso (MUCC). (**Figura 9-3**)

Figura 9-3 Algoritmo SALT de vítimas em massa.
Chemical Hazards Emergency Medical Management, U.S. Department of Health and Human Services. http://chemm.nlm.nih.gov/chemmimages/salt.png. Accessed October 16, 2017.

O sistema de triagem SALT, do inglês Sort(organize), Assess(avalie), Life saving interventions (intervenções salva vidas) e treatment e/ou transport(tratamento e transporte), inicia-se por uma organização global dos pacientes. O primeiro passo é identificar os pacientes que conseguem compreender instruções verbais e por conta disso serão mais prováveis de terem uma boa oxigenação, esses pacientes são instruídos para irem a um ponto de coleta para instruções futuras. Esse método é uma tentativa de diminuir a quantidade de pacientes saindo de uma cena e sobrecarregar os recursos do hospital local antes que os pacientes em estado grave possam ser movidos. O método SALT se diferencia dos outros nos passos para salvar uma vida, que incluem o controle de sangramento, abertura da via aérea, duas ventilações artificiais para crianças, descompressão do pneumotórax por agulha e antídotos auto injetores. O método SALT utiliza respiração, pulso e status neurológico para avaliar a prioridade.

Estudos numerosos sobre os diferentes sistemas de triagem foram realizados após o START em 1983, porém não foi encontrado nenhuma evidência científica que mostre que um sistema é superior a outro. Devido ao fato que diferentes comunidades adotam o que é melhor para os operadores, não há um consenso em um sistema de triagem nacional nos EUA.

TESTE SEU CONHECIMENTO
De qual maneira o sistema SALT se diferencia de outros sistemas de triagem?
a. Utilização de controle médico online.
b. Utilização de medidas salvadoras durante o processo de avaliação da triagem.
c. Foco nos pacientes que conseguem acenar, mas não andar.
d. Processamento mais rápido de pacientes para a seção de transporte

Método de triagem Sacco

A empresa ThinkSharp Inc. desenvolveu um método comercial, baseado em provas e orientado para resultados chamado Método de triagem Sacco (STM). O STM utiliza uma pontuação psicológica simples que prevê a sobrevivência e deterioração, onde o paciente está sendo triado para maximizar os sobreviventes em consideração do tempo e disponibilidade de recursos e transportes. Além dos sistemas START e STM terem sido desenvolvidos por métodos significativamente diferentes, uma diferença ainda mais importante entre os dois métodos de triagem é que o START é de propriedade pública, enquanto o STM é licenciada para uso comercial. De acordo com um estudo de 2016, feito por Jain, Ragazzoni, Stryhn, Stratton e Corte foi realizado um teste comparando o sistema de triagem

START e o Sacco utilizados por 26 paramédicos, estudantes de cuidado avançado, triando 10 pacientes não mostrou nenhuma diferença estatisticamente significante nos testes.

Decisões de triagem secundária

Triagem secundária no ambiente tático ocorre na zona de ameaça indireta conforme os socorristas do TECC organizam a transferência das vítimas para a zona de evacuação (**Figura 9-4**). A situação tática imediata e a resposta do paciente para o tratamento guiam as decisões da triagem secundária.

Figura 9-4 A cena de um incidente é geralmente dividida em quente, morna e fria
© National Association of Emergency Medical Technicians (NAEMT).

Situação tática

- Houve o estabelecimento de um corredor seguro para mover as vítimas da zona indireta para a zona de evacuação?
- Quantas vítimas estão sendo movidas para a zona de evacuação?
- Quantas vítimas precisam ser carregadas?
- Quais recursos humanos e técnicos estão disponíveis para mover o paciente?
- Baseando-se na percepção situacional mais recente, por quanto tempo a mais o corredor ficará seguro?

Resposta da vítima para o tratamento MARCH

A triagem secundária também observa a eficácia do tratamento MARCH providenciado na zona de ameaça indireta. Mantendo o objetivo de fazer o máximo possível para o maior número de pacientes possíveis, com os recursos disponíveis, significa que a triagem secundária vai estabelecer a ordem em que os pacientes serão movidos para a zona de evacuação.

A zona de evacuação terá mais recursos e socorristas capazes de providenciar cuidados pré-hospitalares avançados, do que a equipe de resgate tático providenciará nas zonas quentes e mornas. Quando ocorrer a segunda triagem das vítimas considere quem terá o maior benefício em receber os cuidados pré-hospitalares, como a reanimação hídrica ou quem precisa de mais cuidado definitivo para condições médicas específicas, como uma cetoacidose diabética.

TESTE SEU APRENDIZADO

A triagem secundária inclui a análise de _____ e _____.

a. Antecipação da situação tática; resposta do paciente ao tratamento MARCH.
b. Situação tática imediata; sinais vitais do paciente.
c. Situação tática projetada; sinais vitais do paciente.
d. Situação tática imediata; resposta do paciente ao tratamento MARCH.

Sumário

- Situações táticas apresentam desafios únicos conforme os socorristas tentam realizar a triagem nos pacientes.
- Além da organização dos pacientes, intervenções para salvar uma vida devem ser feitas conforme o algoritmo do MARCH.
- Separação algorítmica das vítimas é uma boa base, porém não é um substituto para intuição e experiência do socorrista.

REFERÊNCIAS E RECURSOS

Auf der Heide E. The importance of evidence-based disaster planning. *Ann Emerg Med.* 2006;47(1):34-49.

Cone DC, Koenig KL. Mass casualty triage in the chemical, biological, or nuclear environment. *Eur J Emerg Med.* 2005;12(6):287-302.

Federal Emergency Management Agency. *1 October After-Action Report.* Washington DC: FEMA. htttps://www.hsdl.org/?view&did=814668. August 24, 2018.

Jain TN, Ragazzoni L, Stryhn H, Stratton SJ, Corte D. Comparison of the Sacco Triage Method versus START triage using a virtual reality scenario in advance care paramedic students. *Canad J Emerg Med.* 2016;18(4):288-292.

Leonard HB, Cole CM, Howitt AM, Heymann PB. *Why Was Boston Strong? Lessons from the Boston Marathon Bombing.* Cambridge MA: Harvard Kennedy School; 2014.

Lerner EB, McKee CH, Cady CE, et al. A consensus-based gold standard for the evaluation of mass casualty triage systems. *Prehosp Emerg Care.* 2015;19(2):267-271.

National Association of Emergency Medical Technicians. *PHTLS: Prehospital Trauma Life Support.* 9th ed. Burlington, MA: Public Safety Group; 2019.

Navin DM, Sacco WJ, Waddel, R. Operational comparison of the simple triage and rapid treatment method and the Sacco Triage Method in mass casualty exercises. *J Trauma Inj Infect Crit Care.* 2010;69(1):215-225.

Timbie JW, Ringel JS, Fox DS, Waxman DA, Pillemer F, Carey C, Moore M, Karir V, Johnson TJ, Iyer N, Hu J, Shanman R, Larkin JW, Timmer M, Motala A, Perry TR, Newberry S, Kellermann AL. Allocation of scarce resources during mass casualty events. *Evid Rep Technol Assess* (Full Rep). 2012;(207):1-305.

Módulo 10

Reunindo Tudo

OBJETIVOS DA LIÇÃO

- Discutir a importância do cuidado imediato.
- Reavaliar as fases de Atendimento Tático às Vítimas de Emergência (TECC - Tactical Emergency Casualty Care).
- Reavaliar os objetivos primários no cuidado sob ameaça direta.
- Reavaliar os objetivos primários no cuidado sob ameaça indireta.
- Reavaliar os objetivos primários no cuidado na área de evacuação.
- Reavaliar a triagem.

Resumo

Essa lição irá revisar os pontos pais importantes de cada área do Atendimento Tático às Vítimas de Emergência Emergência (TECC), partindo dos objetivos primários do cuidado sob ameaça direta até o tratamento médico que pode ser feito na área de evacuação.

A importância do cuidado imediato

Uma das lições mais importantes aprendidas foi o impacto que o cuidado imediato tem na chance de sobrevivência das vítimas com hemorragia. Esse cuidado pode vir de civis que podem providenciar cuidado baseado em treinamentos comunitários de primeiros socorros, como o programa de "Stop the Bleed" (Pare o sangreamento) ou por seguir as instruções de um médico regulador na Central de Regulação das Emergências.

A resposta da força policial para a ocorrência eliminando ou isolando a ameaça poderá prevenir vítimas adicionais, enquanto a área de ameaça direta está sendo neutralizada. Como a força policial é a primeira na ocorrência, seus operadores devem ter a capacidade de providenciar controle de hemorragia, além disso, outras equipes de resposta imediata também precisam ser treinadas em cuidado próprio e com um parceiro, pode surgir a necessidade para essas equipes protegerem áreas para profissionais médicos desarmados.

A primeira obrigação dos socorristas TECC é de garantir a segurança do local, por mais que eles sejam a primeira ajuda médica a chegar aos feridos do local, eles precisam garantir que não se tornem mais uma vítima.

A equipe médica de emergência que não faz parte da força policial de resgate que focará na evacuação dos feridos e eles irão continuar o tratamento iniciado pelos socorristas TECC ou de outros profissionais operando na zona de ameaça indireta.

Figura 10-1 Pacientes da maratona de Boston sendo movidos para a evacuação.
© Charles Krupa/AP Images.

TESTE SEU APRENDIZADO

A primeira responsabilidade dos socorristas TECC é:

a. Avaliação rápida dos pacientes na zona de ameaça direta
b. Triagem dos pacientes na zona de ameaça indireta
c. Garantir a segurança do local
d. Supervisão médica das medidas de cuidado próprio ou do parceiro

Fases do cuidado do TECC

O TECC divide o cuidado dos pacientes em 3 áreas que se assemelham com o gerenciamento de catástrofes e a identificação dos profissionais de saúde pré-hospitalar e do risco dos pacientes. Cada zona tem objetivos específicos no cuidado, habilidades dos cuidadores e objetivos no gerenciamento dos pacientes. Casos de vítimas em eventos dinâmicos normalmente envolvem tanto um problema médico como um problema tático, por conta disso, o objetivo do TECC é: Paciente certo-Hora certa-Cuidado certo.

Cuidados sob ameaça direta / zona quente

Essa zona representa o maior perigo para os socorristas e pacientes pois há uma ameaça direta de lesões adicionais ou morte devido à falta de controle da área da ocorrência. O enfoque dessa zona é na supressão da ameaça para prevenir mais feridos retirar as baixas dessa área e implementar o controle de hemorragias maciças fatais.

Cuidados sob ameaça indireta / zona morna

A zona de ameaça indireta é a área em que há uma ameaça em potencial, porém não há uma ameaça imediata ou direta, nessa zona o cuidado inclui outras intervenções para salvar uma vida associadas com a aplicação do "MARCH" (Hemorragia maciça, via aérea, respiração, circulação e hipotermia/ trauma cranioencefálico). Pontos de coleta das vítimas e forças de extração normalmente são posicionadas nessa zona, pôr fim a fase de cuidados sob ameaça indireta pode voltar a ser de ameaça direta se a ameaça mudar ou ampliar.

Área de evacuação / Zona Fria

A área de evacuação é a área onde não há uma ameaça significativa, não é antecipada e também é a área onde o transporte médico são posicionados. Normalmente as zonas de evacuação ficam em locais já estabelecidos e na maioria das vezes o cuidado passa para as equipes médicas, porém ele também pode ser feito por outras equipes.

TESTE SEU APRENDIZADO

A aplicação do MARCH é feita na zona_____

a. De ameaça direta.
b. De transição.
c. De ameaça indireta.
d. De evacuação.

Objetivos do Cuidados sob ameaça direta/zona quente

Atuação Cuidados sob ameaça direta/zona quente é a mais perigosa e dinâmica, por conta disso os objetivos do cuidado nessa zona, segundo o comitê do TECC (C-TECC) são:

1. Completar a missão com o menor número de baixas
2. Evitar que qualquer ferido sofra lesões adicionais
3. Manter o foco da equipe de resposta na neutralização da ameaça existente (ex: atirador ativo)
4. Minimizar os danos públicos

A prioridade no cuidado sob ameaça direta é a supressão da ameaça, o objetivo primário da força policial e acabar com o perigo, durante esse processo forças policiais podem precisar passar, literalmente, por cima dos feridos para engajar, eliminar ou confinar a ameaça. Os socorristas TECC precisam estar atentos para sair do "X" e pegar cobertura quando eles estão na zona de ameaça direta, assim que a área estiver segura eles poderão mover os feridos para foras do "X" o mais rápido possível e colocá-los atrás de alguma proteção, como parte da avaliação remota os socorristas podem incentivar os feridos que conseguem se mover a sair do "X".

Metodologia de avaliação rápida e remota

O intuito da metodologia de avaliação rápida e remota (RAM - *rapid and remote*) é de maximizar a oportunidade de extrair e tratar vítimas salváveis e ao mesmo tempo minimizar o risco dos socorristas TECC de tentar realizar um resgate desnecessário.

O primeiro passo na realização do RAM é determinar se a área está segura, caso esteja, o cuidado médico padrão apropriado após garantir que o ferido não poderá atacar ou desferir o socorrista TECC. Caso a área não esteja segura utilize os recursos disponíveis (Inteligência) para determinar se a pessoa ferida ou um infrator representam ser uma ameaça. A observação remota é a primeira técnica aplicada no RAM, pois permite a coleta de informações sem revelar a posição dos socorristas por exemplo, um par de binóculos pode ajudar a observar o ferido e ver a frequência e a qualidade da respiração, a presença de hemorragias fatais e identificar outros ferimentos.

Se a vítima parece estável medidas de cuidado próprio e reafirmações devem ser passados para ela, além disso, extração médica deve esperar uma melhora na situação tática. Se a vítima estiver instável o risco de extração deve ser pesado contra os benefícios do acesso imediato a um cuidado médico.

A vítima ou a pessoa próxima a ela precisa, primeiramente, tratar qualquer ferimento fatal com intervenção de emergência como a aplicação de torniquete, abertura da via aérea e o fechamento de ferimentos abertos no tronco conforme for necessário.

Parar o sangramento

O controle de hemorragias externas compressíveis durante o cuidado médico no campo é crucial, normalmente essas hemorragias podem ser controladas rapidamente e devem ser prioridade. Os torniquetes são a primeira linha de tratamento para hemorragias possivelmente fatais nos membros quando sua aplicação é possível, além disso os torniquetes aplicados dentro da fase de cuidados sob ameaças direta devem ser mantidos até que a vítima chegue ao hospital em que ela será tratada. A não ser que o tempo de chegada seja muito maior que 2 horas, nesses casos o torniquete deve ser reavaliado para ver se a continuação do seu uso é necessária.

Torniquetes utilizados para controlar o sangramento de membros deve ser posicionado de forma apertada e "alta", ou seja, próximo da região da virilha ou axila, diretamente na pele e sem nenhuma roupa na região, além disso eles devem ser colocados o mais confortavelmente possíveis e devem ser apertados ao máximo, antes de fechar o molinete. Se um torniquete não for suficiente para parar o sangramento o uso adicional de um segundo ao lado do primeiro é aceitável e recomendado, visto que esse método comprime a artéria em uma área maior e terá mais chances de conter o sangramento.

Arrastar e carregar

O objetivo tático primário é de remover as vítimas do "X" e posicioná-las na zona de cuidados sob ameaça indireta em situações em que a vítima possa se movimentar sozinha o socorrista TECC deverá direcioná-lo para zona de cuidados sob ameaça indireta, isso pode ocorre quando o operador do TECC está providenciando avaliação remota dos feridos devido a uma impossibilidade de chegar no local onde eles estão.

Extração é a remoção da vítima da zona de ameaça direta para a zona de ameaça indireta, essa retirada dos feridos é um processo físico exigente que interrompe o fluxo da missão e coloca o time em uma posição de risco durante o processo de extração, pois os expõe a linha de fogo inimiga enquanto em uma posição vulnerável lidando com uma vítima.

Antes de realizar a extração de uma vítima, o operador TECC deverá analisar o risco na movimentação e as chances de sobrevivência dele. O tempo necessário para mover a vítima é influenciado pela capacidade da própria vítima de ajudar, a distância em questão, o equipamento que a vítima tem, os níveis relativos de ameaça e a aptidão física da equipe. Em casos em que a vítima não consegue se mover por conta própria, deve-se utilizar arrastos e tiras para remoção rápida do perigo eminente com a utilização das seguintes técnicas e/ou equipamentos (**Figura 10-2**):

- Duas pessoas na frente e atrás
- Duas pessoas lado a lado
- Carregamento individual tradicional de bombeiro
- Arrasto do corpo por 2 pessoas
- Arrasto por 1 pessoa
- Carregador de Hawes

Figura 10-2 Arraste por 1 pessoa
© Jones & Bartlett Learning. Courtesy of MIEMSS.

> **TESTE SEU APRENDIZADO**
>
> **A primeira prioridade médica na fase de cuidado sob ameaça direta é:**
>
> a. Garantir a via aérea do paciente
> b. Completar a triagem inicial
> c. Parar hemorragias compressíveis
> d. Completar a avaliação RAM

Objetivos nos cuidados sob ameaça indireta / zona morna

Os níveis de perigo na zona de ameaça indireta podem ter uma variação considerável, por conta disso é necessária uma resposta de emergência médica flexível. De acordo com o C-TECC os Objetivos nos cuidados sob ameaça indireta / zona morna são:
1. Manter o controle operacional para estabilizar o cenário imediato.
2. Conduzir avaliação completa do paciente e realizar as intervenções apropriadas para salvá-lo.
3. *Não* atrasar a extração/evacuação de pacientes por intervenções que não salva vida.
4. Considere estabelecer um ponto de coleção de pacientes/baixas.

Triagem no cuidado sob ameaça indireta / zona morna

A não ser que o socorrista TECC esteja em um ponto de concentração de vítimas, a triagem na zona de ameaça indireta é consideravelmente limitada e deve prosseguir da seguinte maneira:
- Feridos ou minimamente feridos
  - Capazes de cuidado próprio e movimentação
  - Necessitam de uma segunda triagem
- Falecidos/expectante
  - Considerar descompressão torácica por agulha bilateral para baixas em parada cardíaca
- Todos os outros
  - Imediato (marcador vermelho) são pacientes com lesões críticas porem necessitarão de pouco tempo ou equipamento para deixar sob controle e tem um bom prognóstico de sobrevivência. Um exemplo é um paciente com via aérea comprometida ou com grande hemorragia externa.
  - Tardio (marcador amarelo) são pacientes que os ferimentos são debilitantes porém não requerem cuidado imediato para salvar suas vidas/membros. Um exemplo é um paciente com uma fratura em osso longo.

Durante a triagem remova e assegure todas as armas da vítima com estado mental alterado pois, durante a confusão após um evento tático, um operador armado que tenha sofrido um trauma cranioencefálico, hipóxia, ou choque hemorrágico pode achar que as ações do socorrista TECC sejam uma ameaça à vida dele e poderá responder de forma agressiva. Os tipos de arma incluem balística, laminada e explosivos. As armas retiradas desses pacientes podem ser passadas para operadores policias ou militares.

Estabeleça uma linha de comunicação com o comando unificado ou o oficial do setor designado para pedir evacuação de pacientes, nesse ponto é importante reportar o número de vítimas por designação da triagem (marcadores vermelhos, amarelos e verdes) e qualquer equipamento especial ou continuação de tratamento necessários.

O desenvolvimento do plano de evacuação deve conter a rota, um plano de contingência PACE para garantir a rota segura do transporte e o número de vítimas que serão transportadas.

A zona de ameaça indireta pode ser parte de uma cena de crime, por conta disso, caso possível, reter pedaços de roupa e seus locais inicias no campo de operação como um meio de preservar as evidências.

Documentação completa da avaliação do paciente e o tratamento no marcador da triagem preso diretamente no paciente ou no sistema eletrônico ou de papel utilizado no local.

> **TESTE SEU APRENDIZADO**
>
> **A primeira prioridade médica na fase de cuidado sob ameaça indireta é:**
>
> a. *Não* atrasar a extração/evacuação de pacientes por intervenções que não salva vidas.
> b. Estabelecer a extração / evacuação do paciente até que ele esteja estabilizado e documentado.
> c. Desenvolver cronograma de retirada do paciente com o diretor médico operacional ou médico de comando.
> d. Desenvolver um programa de transporte com o setor de transporte.

Cuidado sob ameaça indireta / zona morna: Controle de sangramento

Reavalie o controle de sangramento aplicado durante a zona de ameaça direta, realize uma avaliação de pé a cabeça e identifique todas as fontes de hemorragia. O uso de pressão direta pode ser utilizado como uma medida temporária.

O torniquete ainda é a melhor opção para diminuir a progressão do choque hemorrágico e de sangramentos. Os socorristas TECC precisam verificar a eficácia do torniquete depois de qualquer movimento do paciente, assim como durante a reavaliação dos pés a cabeça, pode haver também a necessidade de um segundo torniquete caso o primeiro seja insuficiente.

Curativos hemostáticos apresentaram controle de sangramento eficaz em ferimentos nos quais a aplicação de torniquetes não é possível. Esses agentes apresentam propriedades físicas que o permitem aderir ao tecido lesionado e tamponar vasos sanguíneos rompidos ou aprimorar os mecanismo de coagulação sanguínea já existente, acelerando o processo de formação de coágulos e os deixando mais resistentes (**Figura 10-3**). Após a aplicação de qualquer um desses curativos deve-se aplicar pressão direta por 3 min. Os socorristas não devem utilizar versões antigas com base em pó ou grânulos, visto que eles podem causar queimaduras, corpos externos, embolia e intoxicação endotelial (revestimento interno dos vasos sanguíneos). Recomenda-se, portanto, a utilização de gazes impregnadas com substância para ferimentos em regiões juncionais (axila, virilha e pescoço). Por fim, o uso desse equipamento precisa ser autorizado por um diretor médico no local.

Figura 10-3 Cuidado apropriado de ferimento
© Jones & Bartlett Learning. Photographed by Darren Stahlman.

Torniquetes juncionais podem ajudar a controlar hemorragias na virilha, nádegas, períneo, axila e base do pescoço. O ácido tranexâmico (TXA) pode ser administrado de forma intravenosa, oral ou diretamente no ferimento para neutralizar o choque hemorrágico por meio do controle do sangramento interno. O TXA deve ser administrado conforme o protocolo do local e o mais rápido possível, porém não poderá ser aplicado 3 horas depois do momento em que ocorreu a lesão.

> **TESTE SEU APRENDIZADO**
>
> **O controle de hemorragia na virilha, nádegas e axila é realizado pela utilização de:**
>
> a. Torniquetes juncionais
> b. Ácido tranexâmico
> c. Ambos, o torniquete juncional e ácido tranexâmico
> d. Nenhum, nem o torniquete juncional ou ácido tranexâmico

Cuidado sob ameaça indireta: Controle da via aérea

Uma vez que a hemorragia grave estiver sob controle o socorrista TECC deve estabelecer e manter uma via aérea. Em casos em que o paciente está consciente e é capaz de seguir comandos deixe-o assumir a posição em que ele se sente mais confortável, não force o paciente a deitar, já para casos em que o paciente está inconsciente ou não consegue seguir comandos o cuidador deverá seguir os seguintes passos:

1. Aplique a manobra de anteriorização da mandíbula ou elevação do queixo para abrir uma via aérea.
2. Retire qualquer corpo estranho da boca (vomito, alimentos, dentes quebrados, etc.).
3. Considere colocar uma cânula nasofaringea
4. Posicione o paciente na posição lateral de segurança para manter a via aérea aberta
5. Se o paciente não conseguir manter uma via aérea aberta espontaneamente utilize uma via aérea orofaríngea ou nasofaringea e bolsa-válvula-máscara.
6. Caso os meios prévios forem malsucedidos e há equipamento disponível e sob aprovação do protocolo, considere as seguintes intervenções avançadas:
    a. Dispositivo supraglótico
    b. Intubação oro/nasotraqueal
    c. Cricotireoidostomia cirúrgica
7. Considere utilizar oxigênio se disponível

Posição lateral de segurança

Pacientes inconscientes devem ser colocados na posição lateral de segurança para prevenir a inspiração de sangue, muco ou vomito (figura 10-4). Quando for posicionar o paciente na lateral estabilize a cabeça dele e movimente todos seu corpo de forma fluida. A posição lateral de segurança também neutraliza uma obstrução potencial na via aérea devido a flexão da espinha.

Figura 10-4 Posição lateral de segurança
© Jones & Bartlett Learning. Courtesy of MIEMSS.

Cricotireoidostomia

Cricotireoidostomia de emergência é um procedimento cirúrgico em que uma incisão e feita na pele e na membrana cricotireoide , esse procedimento permite a aplicação de um tubo traqueal na traqueia quando o controle da via aérea não pode ser obtido de outra maneira (**Figura 10-5**)

Figura 10-5 Estruturas envolvendo a cricotireoidostomia
© Jones & Bartlett Learning. Courtesy of MIEMSS.

Esse procedimento é considerado seguro e eficaz em doentes traumatizados e para socorristas TECC com credencias avançadas de suporte a vida operando na fase de ameaça sob ameaça indireta a utilização da cricotireoidostomia cirúrgica pode ser considerada como o próximo passo caso a via aérea nasofaringe não seja eficaz, desde que o operador tenha a credencial valida dentro da sua organização e licenciado dentro do estado/pais em questão. Essa operação cirúrgica pode ser a única alternativa disponível para ferimentos maxilofaciais nos quais há sangue ou anatomia deslocada impeça visualização das cordas vocais e a mudança de posição e ineficaz para manter a via aérea aberta.

TESTE SEU APRENDIZADO

Colocar o ferido na posição lateral de segurança:

a. Melhora a habilidade do corpo de controlar a pressão sanguínea
b. Controla hemorragia cerebral
c. Identifica quais feridos estão prontos para serem evacuados
d. Neutraliza uma possível obstrução na via aérea devido a flexão da espinha

Pneumotórax

O pneumotórax é a segunda maior causa de morte no ambiente tático, as vítimas dessa condição que ainda estão conscientes reclamarão de dor torácica e dificuldade de respirar e conforme há uma piora no pneumotórax esses pacientes ficarão mais agitados e apresentarão taquipneia e angustia respiratória. Em casos mais graves também pode ocorrer cianose e parada cardíaca.

Resultados do exame físico que podem deixar evidente são veia jugular distendida, ausência de sons respiratórios, desvio traqueal se afastando da área lesionada, crepitação na parede do tórax e cianose. A taquicardia e a taquipneia ficam mais proeminentes conforme a pressão intratoráxica aumenta e há queda da pressão do pulso, resultando em hipotensão e choque descompensado.

A prioridade no cuidado do pneumotórax além a descompressão, ela deve ser feita quando os três achados seguintes estiverem presentes na vítima:

1. Piora da angustia respiratória ou dificuldade de ventilação com bolsa-válvula-máscara.
2. Redução dos sons respiratórios unilateralmente
3. Choque descompensado (pressão sanguínea sistólica <90 mm Hg com redução na pressão do pulso)

(CAIXA 10-1)

Sinais do pneumotórax

Por mais que os sintomas a seguir estão relacionados com o pneumotórax uma grande parte pode não estar presente ou ser difícil de identificar no campo.

Observação

- A *cianose* pode ser difícil de observar no campo, falta de luz, variação na cor da pele e terra ou sangue associado com o trauma torna esse sinal inconsistente.
- *Veias do pescoço distendidas* são um sinal clássico de pneumotórax contudo, um paciente que além do pneumotórax também teve perda de sangue considerável a distensão de veias pode não ser saliente.

Palpação

- *Enfisema subcutâneo* é um achado comum. Conforme a pressão aumenta na cavidade torácica o ar começará a sair da parede torácica e, visto que o pneumotórax envolve um aumento significante na pressão intratoráxica o enfisema subcutâneo pode ser palpado em toda a parede torácica, pescoço e em alguns casos pode chegar na parede abdominal e face.
- *Desvio traqueal* é, normalmente, um sintoma tardio e, mesmo quando presente, pode ser difícil de diagnosticar com o exame físico. No pescoço a traqueia é presa na coluna cervical por estruturas de suporte, por conta disso o desvio é um fenômeno intratoráxico, porem o desvio pode ser palpável na incisura jugular em casos graves. O desvio traqueal normalmente não e percebido no ambiente pré-hospitalar

Ausculta

- *Diminuição dos sons respiratórios no lado lesionado*. No exame físico a Diminuição do som da respiração no lado lesionado é o sinal mais relevante, porem para utilizar esse sinal o cuidador pre-hospitalar precisa saber diferenciar o som normal e o diminuído, para realizar essa diferenciação e necessária muita pratica e ouvir esses sons durante o contato com qualquer paciente pode ajudar.

TESTE SEU CONHECIMENTO

Um sinal de pneumotórax é:

a. Desvio traqueal no sentido da lesão
b. Veias jugulares flácidas
c. Veias jugulares distendias
d. Taxa do pulso menor que 60 batimentos/minuto

Pneumotórax aberto

Um pneumotórax aberto envolve a entrada de ar na cavidade pleural causando um colapso nos pulmões. Quando o paciente tenta inspirar o ar irá passar pelo ferimento e entrar na cavidade pleural devido à pressão negativa gerada na cavidade torácica conforme os músculos da respiração contraem já em ferimentos maiores pode ocorrer entrada e saída de ar livre da cavidade pleural durante as diferentes fases da respiração. Essas lesões podem gerar um som conforme o ar entra e sai do ferimento, por conta disso essa lesão foi chamada de "lesão torácica soprante" (**Figura 10-6**)

Figura 10-6 Um ferimento a projetil ou faca no tórax pode causar uma abertura na parede torácica que permitirá a passagem de ar para dentro e para fora da cavidade pleural.
Courtesy of Norman McSwain, MD, FACS, NREMT-P.

O "Prehospital Trauma Life Support (PHTLS) recomenda a seguinte abordagem para o controle do pneumotórax aberto:

1. Coloque selo torácico valvulado sob a ferida.
2. Caso um selo torácico valvulado não esteja disponível coloque um plástico ou uma folha quadrada sob o ferimento e prenda-o em 3 lados.
3. Se nenhum dos objetos citados anteriormente estiver disponível um selo torácico não valvulado ou um material como uma gaze vaselinada que previna a entrada e saída de ar pode ser usado, todavia esse método pode permitir o desenvolvimento de um pneumotórax por conta disso o paciente precisa ser observado cuidadosamente para sinais de deterioração.
4. Se o paciente desenvolver taquicardia, taquipneia ou outro problema respiratório retire a proteção do ferimento por alguns segundos e ajude na respiração conforme for necessário.
5. Caso a angustia respiratória continuar presuma que o paciente desenvolveu um pneumotórax e performe uma toracotomia utilizando uma agulha (calibre 10 a 14) que tenha pelo menos 8 cm de comprimento. Insira a agulha no quinto espaço intercostal seguindo a linha auxiliar anterior ou na linha hemiclavicular no segundo espaço intercostal.

A maioria dos ferimentos no tórax não necessitam da utilização de gaze, por conta disso utiliza-se curativos hemostáticos.

(CAIXA 10-2)

Devo retirar o curativo?

Em pacientes com pneumotórax aberto se um curativo que o fechou por completo seja aplicado ele pode ser aberto ou removido por alguns segundos, esse procedimento resultará na a descompressão do tórax pelo ferimento, porem poderá ser necessário realiza-lo periodicamente durante o transporte se os sintomas do pneumotórax continuem. Se remover o curativo por alguns segundos for ineficaz ou se não há um ferimento aberto um profissional com treinamento avançado poderá realizar uma toracotomia.

TESTE SEU APRENDIZADO

Um ferimento aberto no tórax e tratado com uma folha quadrada presa em três lados, porem o paciente apresenta um crescente dificuldade de respirar com uma rápida aceleração nos batimentos cardíacos, nessa situação o socorrista TECC devera remover a folha e:

a. Empacotar o ferimento com gaze
b. Ajudar na ventilação conforme for necessário
c. Inserir uma via aérea avançada
d. Explorar o ferimento procurando estilhaços

Cuidado sob ameaça indireta: Controle de choque

A hemorragia é a causa primaria de mortes evitáveis no ambiente tático. Indicadores de choque dentro da fase de ameaça indireta são:

- Um ferido apresentando rebaixamento do nível de consciência e que não apresentou trauma cranioencefálico
- Pulso radial baixo ou ausente

Sinais de hemorragia grave incluem taquicardia superior a 120 batimentos cardíacos por minuto, taquipneia de 30 a 40 respirações por minuto e confusão ou ansiedade profundas. A taxa da pulsação e da respiração continuarão a subir enquanto a pressão sanguínea sistólica irá cair para 60 mm Hg, nesses casos os pacientes tem minutos de vida.

Os socorristas TECC precisam realizar medidas para controlar a perda de sangue externa com a aplicação de solução eletrolítica intravenosa (plasma quando disponível) balanceando-a com a pressão sanguínea sistólica maior que 80 mm Hg, após essa medida deverá ser realizado o transporte rápido para um hospital onde sangue, plasma, fatores coagulantes estarão disponíveis e onde operações de emergência podem ser realizadas para controlar a perda de sangue conforme for necessário. O objetivo dessa medida e providenciar fluido o suficiente para manter a oxigenação do sangue, garantindo que o oxigênio chegue ao coração, cérebro e pulmões.

TESTE SEU APRENDIZADO

O objetivo da reanimação hídrica no choque hemorrágico é:

a. Administração extrema de solução cristaloide para elevar a pressão sanguínea sistólica para 120 mm Hg.
b. Alternar entre a administração de plasma e cristaloides para prevenir cavitação.
c. Alternar entre Ringer Lactato e soro fisiológico para balancear os eletrólitos
d. Providenciar fluido o bastante para manter a oxigenação do sangue e garantir que o oxigênio atinja o coração, cérebro e pulmões

---

Cuidados sob ameaça indireta: analgésicos

O socorrista TECC que tenha a autorização de administrar analgésicos tem uma diversidade de opções, para dor leve e moderada considere medicações não narcóticas como paracetamol, evite também o uso de medicamentos anti-inflamatórios não esteroidal (AINES) (Ex: aspirina, ibuprofeno) nos pacientes de trauma, visto que esses medicamentos interferem no funcionamento das plaquetas e pode piorar o sangramento.

Para dor severa considere a utilização de medicamentos narcóticos assim como cetamina em doses analgésicas. Para qualquer administração opiacea tenha naxolona disponível, após a administração monitore o paciente para quaisquer efeitos colaterais como depressão respiratória ou hipotensão. Considere administração complementar de medicamentos antieméticos, por fim não administre analgésicos narcóticos ou cetamina para um operador que permaneça armado ou que precise se defender.

Trabalhando na dinâmica na fase de cuidados sob ameaça indireta considere os efeitos do estado mental alterado devido aos opioides para operações subsequentes e recursos necessários. Pode ser sensato esperar o paciente chegar na área de evacuação antes de aplicar um opioide.

TESTE SEU APRENDIZADO

Qual das opções abaixo NAO está disponível no TECC?

a. Paracetamol
b. Cetamina
c. Aspirina
d. Oxicodona

Cuidado na fase de evacuação

A preparação para mover um paciente da zona de evacuação é parecida com a movimentação para fora do cenário tático para uma instalação médica. O socorrista TECC realizará uma reavaliação de pé a cabeça no ferido, procurando por sangramentos, permeabilidade na via aérea, e qualquer outro possível ferimento fatal, além disso todas as talas, bandagens, e linhas intravenais devem ser reavaliadas. Para os feridos que estão hemodinamicamente instáveis as reavaliações devem ser feitas no transporte para o hospital baseado na disponibilidade do veículo, por fim nunca atrase o transporte de um ferido instável para intervenções que não salvarão sua vida.

Há dois níveis de documentação, o primeiro é direto na vítima para condições e tratamentos significantes que precisam ser passados para a instalação, independente de papel, voz ou notificação eletrônica. A aplicação de torniquete e linha intravenosa são duas atividades que precisam ser anotadas no paciente.

O segundo nível de documentação e a informação encontrada no relatório pré-hospitalar entre elas estão observações iniciais, cuidado pré-hospitalar, sinais vitais, e histórico do paciente. Devido a rigorosa natureza do ambiente tático essa documentação pode ser encontrada no marcador da triagem.

Figura 10-7 Marcador de triagem
© File of Life Foundation, Inc.

TESTE SEU APRENDIZADO

Tratamentos pré-hospitalares que precisam ser anotados no paciente incluem:

a. Quando o torniquete foi aplicado
b. Tamanho da cânula intravenosa
c. Sinais vitais iniciais
d. Quando a tentativa de reaquecimento começou

Resumo

- Situações tática apresentam desafios únicos conforme os socorristas tentam triar os pacientes
- Além da classificação dos pacientes, intervenções salva-vidas devem ser feitas de acordo com o MARCH
- Classificação dos feridos é um bom parâmetro, porém não é um substituto para intuição e experiência do socorrista.

REFERENCIAS E RECURSOS

National Association of Emergency Medical Technicians. *PHTLS: Prehospital Trauma Life Support*. 9th ed. Burlington, MA: Public Safety Group; 2019.

Módulo 1: Introdução ao atendimento tático às vítimas de emergência (Tactical Emergency Casualty Care - TECC).

VERIFIQUE SEU CONHECIMENTO

As diretrizes TECC cobrem as necessidades médicas:

a. dos primeiros atendentes de 18 a 40 anos de idade.
b. de socorristas de serviços médicos de emergência.
c. daqueles com maior probabilidade de sobreviver a uma lesão por trauma multissistêmico.
d. da população civil.

Resposta: D. da população civil.

Justificativa: As diretrizes TECC cobrem as necessidades de uma população civil.

VERIFIQUE SEU CONHECIMENTO

Você concluiu com êxito o curso TECC e está operando em uma cena de zona morna / cuidados sob ameaças indiretas. Seu paciente tem pneumotórax hipertensivo, está se descompensando rapidamente e precisa de uma descompressão com agulha. Você pode executar essa habilidade em qual dessas situações?

a. A supervisão médica no local está disponível por um médico de cuidados intensivos ou assistente médico.
b. O cuidador liga para o controle médico, identifica-se como um profissional credenciado pelo TECC e obtém autorização.
c. A descompressão por agulha está dentro do escopo da prática do profissional e é autorizada pela política e protocolo local.
d. O incidente foi declarado um evento de grande massa e a autoridade com jurisdição estabeleceu o comando de incidente médico sob a Estrutura de Resposta Nacional.

Resposta: C. A descompressão por agulha está dentro do escopo da prática do profissional específico e é autorizada pela política e protocolo local.

Justificativa: Fora da classe, todas as intervenções clínicas devem estar de acordo com a política e o protocolo locais e dentro do escopo de prática autorizado do profissional.

VERIFIQUE SEU CONHECIMENTO

O uso de dispositivos avançados para via aérea pode começar na zona _____.

a. ameaça direta / quente
b. ameaça indireta / morna
c. evacuação / fria
d. Todas as zonas

Resposta: B. ameaça indireta / morna

Justificativa: O cuidado da zona morna inclui as outras intervenções de salvamento associadas à aplicação do algoritmo MARCH.

VERIFIQUE SEU CONHECIMENTO

Ao operar em uma situação tática, _____ às vezes pode(m) ser _____ e causar falha na missão.

a. equipes de resposta; atacadas
b. muitos paramédicos; descoordenados
c. boas práticas médicas; táticas ruins
d. socorristas; sobrecarregado

Resposta: C. boas práticas médicas; táticas ruins

Justificativa: a boa prática médica às vezes pode ser uma tática ruim e uma tática ruim pode fazer com que todos morram e / ou causar o fracasso da missão.

VERIFIQUE SEU CONHECIMENTO

_____ concentra-se no atendimento médico dos primeiros socorristas.

a. Ramo médico
b. Suporte médico de emergência tático
c. Força-tarefa de resgate
d. Médico da polícia

Resposta: B. Suporte médico de emergência tático

Justificativa: Isso difere da força-tarefa de resgate, que geralmente se concentra no atendimento médico para vítimas táticas.

Perguntas para verificar seu conhecimento:

Módulo 2: Cuidados sob ameaça direta/zona quente

VERIFIQUE SEU CONHECIMENTO

A zona que representa o maior perigo para o cuidador e o paciente é a zona _____.

a. tática
b. ameaça direta
c. ameaça indireta
d. cuidados de evacuação

Resposta: B. ameaça direta

Justificativa: A zona de ameaça direta representa o maior perigo para o cuidador e o paciente.

VERIFIQUE SEU CONHECIMENTO

Em qual situação melhor aplica-se o conceito e necessidade de avaliação remota?

a. O cuidador é incorporado à vítima até que a ameaça direta seja atenuada.
b. O cuidador está impossibilitado de obter orientação do controle médico online.
c. O cuidador está impossibilitado de tocar ou ver o paciente.
d. Envio de vídeo ao vivo da ameaça direta /zona quente para o setor médico

Resposta: C. O cuidador está impossibilitado de tocar o paciente.

Justificativa: A avaliação médica remota é o processo de avaliar e prestar ajuda àqueles que estão fora do contato físico e visual direto com o provedor/cuidador.

VERIFIQUE SEU CONHECIMENTO

Qual é a intervenção médica mais rápida durante a operação em ameaça direta / zona quente?

a. Controle de hemorragia
b. Libertação rápida
c. Manutenção passiva das vias aéreas
d. Hipotensão tática

Resposta: C. Manutenção passiva das vias aéreas

Justificativa: Um cuidador TECC pode ter apenas tempo para colocar o paciente na posição de recuperação.

Módulo 3: Cuidados sob Ameaças Indiretas / Zona morna: MARCH - Avaliação do paciente e intervenções em hemorragia maciça

VERIFIQUE SEU CONHECIMENTO

A utilização de uma mangueira do corpo de bombeiros para interferir na linha de visão de um atirador ativo é um exemplo de:

a. *freelancing*.
b. resposta exacerbada.
c. resposta assimétrica.
d. fortificação do corredor de resgate.

Resposta: C. resposta assimétrica.

Justificativa: Ameaças diretas devem receber respostas de resgate assimétricas.

VERIFIQUE SEU CONHECIMENTO

O que significa "varrer" durante uma varredura de sangue?

a. Remover todas as roupas durante a avaliação, somente.
b. Buscar ativamente por sangramentos do paciente com a utilização das mãos e dedos espalhando os dedos.
c. Fechar a mão enluvada em punho e usando os nós dos dedos para apalpar o paciente
d. Colocar os dedos da mão enluvada em um "V" e batendo vigorosamente no paciente

Resposta: B. Buscar ativamente por sangramentos do paciente com a utilização das mãos e dedos

Fundamentação da petição: "Varrer" significa avaliar e buscar por sangramentos espalhando os dedos e curvando-os, assemelhando-se a uma vassoura que utiliza-se para remover os resíduos.

VERIFIQUE SEU CONHECIMENTO

Ao usar a metodologia "PACE" no controle hemorrágico, o tamponamento da ferida seria um exemplo de qual etapa?

a. Primária
b. Alternativa
c. Contingência
d. Emergência

Resposta: C. Contingência

Justificativa: Contingência: Tampão de feridas, torniquete de junção.

VERIFIQUE SEU CONHECIMENTO

Quando é indicada a conversão do torniquete?

a. A evacuação para cuidados de nível hospitalar é superior a 2 horas.
b. O paciente apresenta sinais de lesão cerebral traumática.
c. O paciente está hipotenso.
d. Membro inchado.

Resposta: A. A evacuação para cuidados de nível hospitalar leva mais de 2 horas.

Justificativa: A conversão do torniquete pode ser indicada se a evacuação para tratamento definitivo em nível hospitalar for significativamente superior a 2 horas.

VERIFIQUE SEU CONHECIMENTO

Depois de colocar a Combat Gauze em uma ferida e aplicar pressão até que o sangramento pare, você precisa manter uma pressão contínua por pelo menos _____ minutos.

a. uma. 15
b. 10
c. 8
d. 3

Resposta: D. 3

Justificativa: Mantenha pressão contínua por pelo menos 3 minutos de acordo com as orientações do fabricante.

Perguntas para verificar seu conhecimento:

Módulo 4: Cuidados sob Ameaça Indireta / Zona Morna: MARCH - Respiração

VERIFIQUE SEU CONHECIMENTO

Qual destas é a técnica mais fácil e eficaz para manter as vias aéreas de um paciente que não responde, sob condições táticas?

a. Via aérea cirúrgica
b. Intubação endotraqueal
c. Via aérea orofaríngea
d. Via aérea nasofaríngea

Resposta: D. Via aérea nasofaríngea

Justificativa: Se houver respiração espontânea e não houver dificuldade respiratória, uma via aérea adequada pode ser mantida em um paciente inconsciente ou não responsivo pela inserção de uma cânula nasofaríngea.

VERIFIQUE SEU CONHECIMENTO

Uma máscara laríngea é necessária ao usar um acesso _____ para manter as vias aéreas.

a. orofaríngeo
b. supraglótico
c. nasofaríngeo
d. shunt esofágico

Resposta: B. supraglótico

Justificativa: Além da máscara laríngea para manter as vias aéreas por meio supraglótico, a vítima pode precisar ser ventilada usando um dispositivo bolsa-valvula-máscara ou ventilador.

VERIFIQUE SEU CONHECIMENTO

Uma incisão de cricotireoidostomia é feita na:

a. cartilagem cricoide.
b. cartilagem da tireoide.
c. membrana cricotireóidea
d. proeminência tireoidiana.

Resposta: C. membrana cricotireóidea

Justificativa: A cricotireotomia é a realização cirúrgica de um orifício na membrana cricotireoidiana.

VERIFIQUE SEU CONHECIMENTO

Qual destas é uma diferença anatômica importante a ser considerada no controle das vias aéreas em um paciente pediátrico?

a. Língua maior

Perguntas para verificar seu conhecimento:

b. Volume corrente mais baixo
c. Discrepância de tamanho reduzida entre o crânio e a face média
d. Via aérea posicionada posteriormente

Resposta: A. Língua maior

Justificativa: As crianças têm uma língua relativamente grande em relação à cabeça e uma via aérea posicionada anteriormente.

Módulo 5: Cuidados Sob Ameaça Indireta/zona morna: MARCH - Respiração

VERIFIQUE SEU CONHECIMENTO

Gerar pressão negativa durante a inspiração requer um (a):

a. parede torácica intacta.
b. débito cardíaco adequado.
c. pressão arterial sistólica acima de 50 mm Hg.
d. estrutura de alvéolos intactos.

Resposta: A. parede torácica intacta.

Justificativa: A geração de pressão negativa durante a inspiração requer uma parede torácica intacta.

VERIFIQUE SEU CONHECIMENTO

Uma vítima com pneumotórax aberto sempre:

a. requer imobilização da coluna vertebral.
b. apresenta-se com veias do pescoço distendidas.
c. requer avaliação para tamponamento cardíaco.
d. tem uma lesão no pulmão subjacente.

Resposta: D. tem uma lesão no pulmão subjacente.

Justificativa: Um paciente com pneumotórax aberto quase sempre tem uma lesão no pulmão subjacente.

VERIFIQUE SEU CONHECIMENTO

Qual é o sinal clássico do pneumotórax hipertensivo?

a. Desvio traqueal em direção ao lado da lesão
b. Veias jugulares distendidas
c. Desvio traqueal longe do lado da lesão
d. Frequência de pulso abaixo de 60 batimentos por minuto

Resposta: B. Veias jugulares distendidas

Justificativa: As veias cervicais distendidas são descritas como um sinal clássico de pneumotórax hipertensivo. Quando ocorre o desvio traqueal, ele se afasta do lado da lesão (respostas A e C). O desvio traqueal é, no entanto, um achado raro e muito tardio, normalmente não encontrado ou apreciado no ambiente pré-hospitalar. A frequência de pulso abaixo de 60 (resposta D) pode ocorrer com uma infinidade de condições, incluindo variação normal; entretanto, a maioria dos pacientes com pneumotórax hipertensivo terá taquicardia até muito tarde no curso da lesão. As veias jugulares distendidas são consideradas o achado mais clássico, mas lembre-se de que elas também podem estar ausentes no contexto de hipovolemia significativa.

Perguntas para verificar seu conhecimento:

VERIFIQUE SEU CONHECIMENTO

Um tamanho de agulha / cateter apropriado para descompressão é _____ calibre

a. 8
b. 14
c. 18
d. 22

Resposta: B. 14

Justificativa: Independentemente do método escolhido, a descompressão deve ser realizada com uma agulha IV de grande calibre (calibre 10 a 16) com pelo menos 8 cm (3,5 polegadas) de comprimento.

Módulo 6: Cuidados sob Ameaça Indireta/ Zona Morna: MARCH - Circulação

VERIFIQUE SEU CONHECIMENTO

A compressão insuficiente do torniquete irá:

a. aumentar a taxa de sepse no membro danificado.
b. gerar embolias circulatórias.
c. causar perda de sangue da circulação geral.
d. adiar o início do choque.

Resposta: C. causa perda de sangue da circulação geral.

Justificativa: O sangue preso causa edema nos membros e perda de sangue para a circulação geral, o que pode acelerar o início do choque.

VERIFIQUE SEU CONHECIMENTO

O choque é definido como:

a. frequência de pulso em mais de 140 batimentos por minuto.
b. perfusão tecidual inadequada ao nível celular.
c. pressão arterial diastólica menor que 50 mm Hg por mais de 20 minutos.
d. leitura de SpO2 do oxímetro de pulso menor de 84%.

Resposta: B. perfusão tecidual inadequada em nível celular.

Justificativa: A definição correta de choque é a perfusão tecidual inadequada (oxigenação) no nível celular que leva ao metabolismo anaeróbio e à produção insuficiente de energia necessária para sustentar a vida. Frequência de pulso, pressão arterial e oximetria de pulso podem ser normais em pacientes, apesar da presença de choque.

VERIFIQUE SEU CONHECIMENTO

Como é identificada a transição do choque hipovolêmico compensado para o descompensado?

a. A pressão arterial cai.
b. A frequência de pulso cai abaixo de 50 batimentos por minuto.
c. O paciente começa a suar copiosamente.
d. O paciente começa uma série de tosse vigorosa e improdutiva.

Resposta: A. A pressão arterial cai.

Justificativa: esta diminuição da pressão arterial marca a mudança do choque compensado para o choque descompensado - um sinal de morte iminente. A frequência de pulso é geralmente alta nesses pacientes. Suar copiosamente começa com um choque não compensado. A tosse não costuma estar associada a essa transição.

Perguntas para verificar seu conhecimento:

VERIFIQUE SEU CONHECIMENTO

O sistema nervoso simpático é capaz de lidar com uma situação de hemorragia de Classe _____.

a. II
b. III
c. IV
d. O sistema nervoso simpático é incapaz de lidar com uma situação de hemorragia.

Resposta: A. II

Justificativa: a maioria dos adultos é capaz de compensar esta quantidade de perda de sangue pela ativação do sistema nervoso simpático, que irá manter a pressão arterial. A hemorragia de classe III está tipicamente associada ao início de choque descompensado, o que significa que o sistema nervoso simpático não é mais capaz de compensar o volume de sangue que foi perdido da circulação.

VERIFIQUE SEU CONHECIMENTO

Qual é o objetivo da ressuscitação com fluidos no choque hemorrágico?

a. Administrar agressivamente soluções cristaloides para elevar a pressão arterial sistólica a 120 mm Hg.
b. Alternar entre as administrações de cristaloides e plasma para evitar cavitação.
c. Alternar entre Ringer lactato e solução salina para suavizar o desequilíbrio eletrolítico.
d. Fornecer fluido suficiente para manter a perfusão e continue a fornecer hemácias oxigenadas ao coração, cérebro e pulmões.

Resposta: D. Fornecer fluido apenas o suficiente para manter a perfusão e continue a fornecer hemácias oxigenadas ao coração, cérebro e pulmões.

Justificativa: Fornecer apenas fluido suficiente para manter a perfusão e continuar a fornecer hemácias oxigenadas ao coração, cérebro e pulmões. Isso permite a manutenção da viabilidade até que a hemorragia possa ser definitivamente controlada e a ressuscitação com sangue possa ser iniciada.

VERIFIQUE SEU CONHECIMENTO

A pressão de pulso fino (filiforme) distingue o choque _____ do choque _____.

a. hemorrágico; pulmonar
b. hipovolêmico; neurogênico
c. neurogênico; cardiogênico
d. neurogênico; pulmonar

Resposta: B. hipovolêmico; neurogênico

Justificativa: As pressões sistólica e diastólica diminuídas e uma pressão de pulso filiforme caracterizam o choque hipovolêmico. Esses achados geralmente não estão associados a choque neurogênico ou choque cardiogênico. Não existe uma entidade específica denominada choque pulmonar.

VERIFIQUE SEU CONHECIMENTO

Você está tratando um paciente na zona morna que tem um ferimento por arma de fogo no intestino e uma pressão arterial sistólica de 90 mm Hg. Haverá um atraso de 15 a 20 minutos para mover o paciente para a área de cuidados de evacuação / zona fria. Qual é a ressuscitação com fluidos mais adequada?

a. Sem ressuscitação com fluidos na zona morna / cuidados de ameaças indiretas

b. Agulha de calibre 18 com trava de solução salina
c. Acesso intraósseo e uma linha IV de uma solução cristalóide
d. Duas linhas IV de 14 calibres fluindo Ringer com lactato

Resposta: B. Agulha de calibre 18 com trava de solução salina

Justificativa: Uma agulha de calibre 18 com trava de solução salina é a resposta correta. A ressuscitação com fluidos deve ser suspensa enquanto a pressão arterial da vítima permanecer acima de 80 mm Hg. Duas linhas IV de calibre 14 (resposta D) é uma técnica antiga associada a protocolos de ressuscitação mais antigos que envolviam infusões massivas de cristaloides. Atualmente, eles estão associados a taxas aumentadas de complicações pulmonares e sangramento devido à diluição dos fatores de coagulação e pressão arterial excessiva no contexto de hemorragia contínua. Embora este paciente não precise de ressuscitação agora (resposta A), a resposta B é preferível, uma vez que sua condição pode se deteriorar ainda mais e a pressão arterial pode cair abaixo de 90 mm Hg a 80 mm Hg ou menos, caso em que a administração urgente de fluidos seria desejável.

VERIFIQUE SEU CONHECIMENTO

Você está administrando uma dose IV de TXA (ácido tranexâmico) e o paciente reclama de tontura e vômito. Você deve:

a. acelerar a taxa de infusão TXA.
b. diminuir a taxa de infusão de TXA.
c. interromper a administração IV de TXA.
d. verifique a pressão arterial do paciente e pare o TXA se a sistólica estiver abaixo de 60 mm Hg.

Resposta: B. diminuir a taxa de infusão de TXA.

Justificativa: Se houver uma nova queda na pressão arterial durante a infusão, diminua a velocidade da infusão de TXA.

VERIFIQUE SEU CONHECIMENTO

Uma vítima com sinais de lesão cerebral traumática e hipotensão:

a. é triado como um paciente cinza / preto.
b. requer ressuscitação com fluidos para manter um pulso radial normal.
c. deve ser hiperventilado com oxigênio de alto fluxo.
d. precisa ser transportado na posição Trendelenburg.

Resposta: B. requer ressuscitação com fluidos para manter o pulso radial normal.

Justificativa: Pacientes com suspeita de lesão cerebral traumática que também apresentam pulso fraco ou ausente precisam de ressuscitação com fluidos. O objetivo é restaurar um pulso radial normal. As etiquetas de triagem pretas são reservadas para pacientes obviamente mortos ou pacientes que deverão expirar. A hiperventilação é contra-indicada para esses pacientes, a menos que haja evidência ativa de herniação. Trendelenberg geralmente deve ser evitado para esses pacientes, a fim de diminuir a pressão intracraniana. Trendelenberg reverso pode ser valioso se a pressão arterial puder ser mantida.

Módulo 7: Cuidados sob Ameaça Indireta / Zona Morna: Hipotermia e Trauma Cranioencefálico

VERIFIQUE SEU CONHECIMENTO

Uma lesão cerebral traumática moderada teria uma pontuação na Escala de Coma de Glasgow de:

a. 13 a 15.
b. 9 a 12.
c. 3 a 8.
d. 0 a 3.

Resposta: B. 9 a 12.

Justificativa: Um escore GCS de 9 a 12 é indicativo de TCE moderado.

VERIFIQUE SEU CONHECIMENTO

A pressão arterial é inicialmente medida:

a. na chegada à zona morna/ de cuidado contra ameaças indiretas.
b. durante a avaliação secundária.
c. pouco antes de sair da zona morna
d. pouco antes de deixar a zona fria / de cuidados de evacuação.

Resposta: B. durante a avaliação secundária.

Justificativa: A avaliação secundária é o ponto durante o tratamento sob ameaças indiretas / zona morna onde o provedor TECC obtém e registra os sinais vitais.

VERIFIQUE SEU CONHECIMENTO

As opções de TECC para analgésicos incluem todos os seguintes, exceto:

a. paracetamol.
b. cetamina.
c. aspirina.
d. oxicodona.

Resposta: C. aspirina.

Justificativa: Evite o uso de medicamentos antiinflamatórios não esteróides (AINE) (por exemplo, aspirina, ibuprofeno, naproxeno, cetorolaco etc.).

VERIFIQUE SEU CONHECIMENTO

Qual é o principal problema para o socorrista/vítima em um ataque terrorista com fogo e incêndios?

a. Fumaça intensa

b. Ameaça de explosivos
c. Visibilidade baixa ou nenhuma
d. Todos estes estão corretos.

Resposta: D. Tudo isso está correto.

Justificativa: A cena pode incluir fogo, fumaça intensa, pouca ou nenhuma visibilidade e a ameaça de armas de fogo e explosivos.

VERIFIQUE SEU CONHECIMENTO

Uma avaliação secundária revela um pequeno pedaço de estilhaço incrustado no olho do paciente. As diretrizes TECC exigem que o cuidador:

a. inicie uma lavagem de 20 minutos com solução salina.
b. prepare e coloque um anel de "donut" ao redor dos estilhaços.
c. prenda uma proteção ocular rígida sobre o olho ferido.
d. cubra ambos os olhos com curativo oclusivo.

Resposta: C. prenda uma proteção rígida para os olhos sobre o olho lesado.

Justificativa: As diretrizes TECC recomendam o uso de uma proteção ocular rígida sem acolchoamento. O objetivo é fornecer uma barreira rígida entre o olho empalado e o meio ambiente. Qualquer acolchoamento sob a proteção rígida pode aderir ao olho ou aumentar a pressão intraocular.

VERIFIQUE SEU CONHECIMENTO

Ao se preparar para mover as vítimas do cuidado de ameaça indireta / zona morna para o cuidado de evacuação / zona fria:

a. espere que o número apropriado de equipes de ambulância cheguem à fronteira da zona morna / zona fria.
b. coordene com a equipe de gerenciamento de incidentes.
c. determine o caminho mais suave com o menor número de obstáculos.
d. sssiga o mesmo caminho que você usou para chegar à zona morna / cuidados sob ameaças indiretas.

Resposta: B. coordene com a equipe de gerenciamento de incidentes.

Justificativa: Isso requer coordenação com a equipe de gerenciamento de incidentes e o status de segurança das ameaças de zona morna.

VERIFIQUE SEU CONHECIMENTO

Ao fazer a triagem de pacientes na zona morna / de cuidado de ameaças indiretas, você encontra uma vítima com trauma múltiplo que não tem pulso. A recomendação do TECC é:

a. triar o paciente com uma etiqueta cinza ou preta.
b. executar a manobra de inclinação da cabeça para ver se a respiração retorna.
c. fazer três ciclos contínuos de compressões torácicas e, em seguida, verifique o pulso.
d. realizar descompressões torácicas bilaterais com agulha e, em seguida, verificar o pulso.

Resposta: D. realizar descompressões torácicas bilaterais com agulha e, em seguida, verificar o pulso.

Justificativa: As diretrizes do TECC fazem com que o cuidador considere a descompressão bilateral com agulha para vítimas sem respiração e sem pulso com torso ou politrauma (duas ou mais lesões traumáticas significativas).

Perguntas para verificar seu conhecimento:

Módulo 8: Área de evacuação/Zona Fria

VERIFIQUE SEU CONHECIMENTO

Cuidados de evacuação significam cuidados médicos:

a. entregues na chegada a um hospital ou centro médico.
b. fornecido durante o transporte da zona fria para o hospital ou centro médico.
c. fornecida enquanto a vítima está na zona fria.
d. fornecidos durante o movimento da vítima da zona quente para a zona fria.

Resposta: C. fornecida enquanto a vítima está na zona fria.

Fundamentação da petição: Para os prestadores de serviços TECC, trata-se de cuidados de evacuação - tipo de cuidados prestados à vítima na zona fria.

VERIFIQUE SEU CONHECIMENTO

Uma diferença significativa no cuidado de evacuação / zona fria é:

a. melhor ventilação e iluminação.
b. mais cuidadores e recursos disponíveis.
c. capacidade de interagir com o comandante do incidente.
d. maior segurança.

Resposta: B. mais cuidadores e recursos disponíveis.

Justificativa: Na evacuação / atendimento na zona fria, há mais cuidadores e recursos disponíveis.

VERIFIQUE SEU CONHECIMENTO

A principal vantagem de usar uma via aérea supraglótica é que:

a. fornece controle positivo da traqueia.
b. elimina completamente o risco de aspiração.
c. introduz altas concentrações de oxigênio.
d. pode ser inserido independentemente da posição do paciente.

Resposta: D. pode ser inserido independentemente da posição do paciente.

Justificativa: Uma via aérea supraglótica pode ser inserida independentemente da posição do paciente. A desvantagem é que proporciona controle incompleto da traqueia, pois a protege apenas parcialmente do conteúdo gástrico e da aspiração em caso de vômito. Todos os dispositivos de vias aéreas disponíveis podem ser usados para introduzir oxigênio de alto fluxo.

VERIFIQUE SEU CONHECIMENTO

Uma descompressão de agulha requer uma agulha IV de calibre ____ ou maior.

a. 22
b. 20
c. 18
d. 16

Resposta: D. 16

Justificativa: A descompressão deve ser realizada com uma agulha IV de grande calibre (calibre 10 a 16) com pelo menos 8 cm (3,5 polegadas) de comprimento.

VERIFIQUE SEU CONHECIMENTO

Avaliar a vítima quanto a hemorragia inclui:

a. afrouxamento de torniquetes aplicados na zona quente.
b. executar o procedimento de busca ativa.
c. palpação da pressão arterial sistólica.
d. unhas esbranquiçadas.

Resposta: B. realizando o procedimento de busca ativa.

Justificativa: Uma combinação de buscar e varrer é mais eficaz. Os torniquetes não devem ser removidos depois de aplicados, a menos que estejam muito frouxos. Palpar a pressão arterial sistólica também é uma medida de hemorragia potencial, mas menos específica do que identificá-la visualmente. Branquear as unhas e avaliar o enchimento capilar é principalmente útil para avaliar a perfusão em crianças.

VERIFIQUE SEU CONHECIMENTO

Qual é a contra-indicação para a conversão do torniquete?

a. Utilização de uma cinta pélvica
b. Ausência de agente hemostático
c. O paciente recebeu coloides ou sangue total.
d. O tempo de transporte para o hospital está previsto em 90 minutos.

Resposta: D. O tempo de transporte para o hospital está previsto em 90 minutos.

Justificativa: A conversão não deve ser tentada a menos que o tempo total do torniquete seja esperado para exceder substancialmente 2 horas.

VERIFIQUE SEU CONHECIMENTO

O objetivo dos cuidados de evacuação / ressuscitação com fluido em zona fria para pacientes sem lesão cerebral traumática é:

a. manter uma pressão arterial sistólica entre 120 e 130 mm Hg.
b. manter uma pressão arterial diastólica entre 80 e 90 mm Hg.
c. aumentar o número de glóbulos vermelhos.
d. manter pulso radial palpável.

Resposta: D. mantenha um pulso radial palpável.

Justificativa: A administração de Ringer com lactato ou solução salina normal deve continuar até que a pressão arterial sistólica esteja acima de 80 mm Hg.

VERIFIQUE SEU CONHECIMENTO

_____ mais do que duplica o risco de morte por lesão cerebral.

a. Resposta pupilar irregular à luz
b. Postura de decorticação (flexão anormal)
c. Pressão arterial sistólica> 120 mm Hg
d. Saturação de oxigênio via oximetria de pulso (SpO2) <90%

Resposta: D. Saturação de oxigênio via oximetria de pulso (SpO2) <90%

Justificativa: A saturação de oxigênio via oximetria de pulso (SpO2) <90% a mais do que duplica o risco de morte por lesão cerebral.

VERIFIQUE SEU CONHECIMENTO

Qual dessas afirmações sobre pacientes com inalação de fumaça é verdadeira?

a. Não intubar uma traqueia encharcada de fuligem.
b. A hidroxocobalamina pode ser um antídoto melhor para a intoxicação por cianeto.
c. O tiossulfato de sódio é o primeiro medicamento IV a ser usado em situações de intoxicação por cianeto.
d. O dispositivo de oximetria de pulso dobra o valor de SpO2 em casos de envenenamento por monóxido de carbono.

Resposta: B. A hidroxocobalamina pode ser um antídoto melhor para o intoxicação por cianeto.

Justificativa: A hidroxocobalamina, que foi aprovada pela Food and Drug Administration em 2006, tem um perfil de risco-benefício mais positivo e pode ser um antídoto melhor para o envenenamento por cianeto.

VERIFIQUE SEU CONHECIMENTO

A causa de uma parada cardíaca traumática no atendimento de evacuação / zona fria pode ser:

a. exsanguinação.
b. cérebro com hérnia.
c. comprometimento das vias aéreas.
d. Todos estes estão corretos.

Resposta: D. Tudo isso está correto.

Justificativa: O cuidador do TECC deve considerar a causa clínica subjacente da parada cardíaca, que pode incluir sangramento, hérnia cerebral ou comprometimento das vias aéreas.

VERIFIQUE SEU CONHECIMENTO

A presença de hipotermia e acidose pode resultar em _____ mortalidade em pacientes com trauma grave.

a. 90%
b. 70%
c. 60%
d. 40%

Resposta: A. 90%

Justificativa: A presença de hipotermia e acidose, que resulta em coagulopatia, e a relação entre essas três condições, pode resultar em uma taxa de mortalidade de 90% entre as vítimas de traumas graves.

VERIFIQUE SEU CONHECIMENTO

Os tratamentos de emergência pré-hospitalar que precisam ser registrados no paciente incluem:

a. quando o torniquete foi aplicado.
b. tamanho do cateter IV.
c. sinais vitais iniciais.
d. quando os esforços de reaquecimento começaram.

Resposta: A. quando o torniquete foi aplicado.

Justificativa: A colocação de um torniquete e o estabelecimento de uma linha intravenosa são duas atividades urgentes que precisam ser registradas no paciente.

Perguntas para verificar seu conhecimento:

Módulo 9 - Triagem

VERIFIQUE SEU CONHECIMENTO

Uma vítima triada como _____ pode ser utilizada como transportadora de pacientes.

a. imediato
b. atrasado
c. menor
d. expectante

Resposta: C. menor.

Justificativa: Uma vítima menor pode até mesmo auxiliar nesse ínterim, confortando outros pacientes ou ajudando como carregadores da maca.

VERIFIQUE SEU CONHECIMENTO

Uma atividade principal na triagem primária é:

a. documentar os sinais vitais de base de cada paciente.
b. documentar a classificação da triagem em cada paciente.
c. determinar o número de armas e calibre das armas em uso.
d. determinar o nível de exposição química.

Resposta: B. documentar a classificação da triagem em cada paciente.

Justificativa: Durante a triagem primária, os pacientes são avaliados brevemente e, em seguida, identificados de alguma forma, geralmente anexando uma etiqueta de triagem ou fita de triagem.

VERIFIQUE SEU CONHECIMENTO

Um papel fundamental dos sistemas de triagem:

a. concentra-se na identificação de indivíduos que precisam de um centro de trauma.
b. identifica apenas o número de vítimas.
c. fornece um escopo do incidente para o comandante do incidente.
d. fornece o aviso mais rápido sobre os requisitos de transporte.

Resposta: A. foca identificação de indivíduos que precisam de um centro de trauma.

Justificativa: A triagem em campo visa permitir que os profissionais pré-hospitalar determine se um paciente requer os recursos de um centro de trauma.

VERIFIQUE SEU CONHECIMENTO

Um paciente que respira mais rápido do que 30 incursões / min é avaliado como:

a. imediato.
b. atrasado.
c. Iminente.
d. menor.

Resposta: A. imediato.

Justificativa: Um paciente que respira mais rápido do que 30 respirações / min ou mais devagar do que 10 respirações / min é triado como prioridade imediata (vermelho).

VERIFIQUE SEU CONHECIMENTO

De que forma o método SALT difere de outros sistemas de triagem?

- **a.** Utilização de controle médico online
- **b.** Uso de etapas de salvamento como parte da avaliação de triagem
- **c.** Foco em pacientes que conseguem acenar, mas não andam
- **d.** Processamento mais rápido de pacientes para a seção de transporte

Resposta: B. Uso de etapas de salvamento como parte da avaliação de triagem

Justificativa: O método SALT difere de outros em suas etapas de intervenção que salvam vidas, que incluem controle de sangramento, abertura das vias aéreas, duas respirações de resgate para crianças, descompressão por agulha para pneumotórax hipertensivo e antídotos autoinjetores.

VERIFIQUE SEU CONHECIMENTO

A triagem secundária inclui a análise de _____ e _____.

- **a.** situação tática antecipada; resposta do paciente aos tratamentos MARCH
- **b.** situação tática imediata; sinais vitais do paciente
- **c.** situação tática projetada; sinais vitais do paciente
- **d.** situação tática imediata; resposta do paciente aos tratamentos MARCH

Resposta: D. situação tática imediata; resposta do paciente aos tratamentos MARCH

Justificativa: A situação tática imediata e a resposta do paciente ao tratamento orientam a triagem secundária.

Módulo 10 - Reunindo Tudo

VERIFIQUE SEU CONHECIMENTO

A primeira responsabilidade dos cuidadores TECC é:

a. avaliação rápida de pacientes em ameaça direta / zona quente.
b. triagem de pacientes em ameaça indireta / zona morna.
c. segurança da cena.
d. supervisão médica dos esforços de cuidado pessoal e autocuidado.

Resposta: C. segurança da cena.

Justificativa: a primeira responsabilidade dos cuidadores TECC é garantir a segurança da cena. Se os cuidadores se tornarem vítimas, eles não podem mais prestar atendimento e aumentam a carga do atendimento total que deve ser prestado pelo restante do quadro de respondentes.

VERIFIQUE SEU CONHECIMENTO

O algoritmo MARCH é exercido na zona _____.

a. fria
b. transitória
c. morna
d. de evacuação

Resposta: C. morna

Justificativa: O cuidado da zona morna inclui as outras intervenções que salvam vidas associadas à aplicação do algoritmo MARCH (hemorragia maciça, vias aéreas, respiração, circulação e hipotermia / lesão na cabeça).

VERIFIQUE SEU CONHECIMENTO

A principal prioridade médica na ameaça direta / zona quente é:

a. assegurar vias aéreas desobstruídas.
b. triagem inicial completa.
c. parar a hemorragia compressível.
d. avaliação completa de RAM.

Resposta: C. parar a hemorragia compressível.

Justificativa: A hemorragia externa grave compressível geralmente pode ser controlada rapidamente e deve ser a primeira prioridade.

VERIFIQUE SEU CONHECIMENTO

A principal prioridade médica na ameaça indireta / zona morna é:

a. não atrasar a extração / evacuação do paciente com intervenções não prioritárias.
b. estágio de extração / evacuação do paciente até que o paciente esteja estabilizado e documentado.
c. desenvolver cronograma de retirada do paciente com o diretor médico operacional ou médico de comando.

d. desenvolver cronograma de transporte com a seção de transporte.

Resposta: A. não atrasar a extração / evacuação do paciente com intervenções não prioritárias.

Justificativa: As metas de ameaça indireta / zona morna são:

1. Manter o controle operacional para estabilizar o cenário imediato.
2. Conduzir avaliações específicas do paciente e iniciar intervenções de salvamento apropriadas.
3. Não atrasar a extração / evacuação do paciente com intervenções não prioritárias.
4. Considere estabelecer um ponto de coleta de paciente / vítima.

VERIFIQUE SEU CONHECIMENTO

O controle da hemorragia na virilha, nádegas e axila é realizado usando:

a. torniquetes juncionais.
b. ácido tranexâmico.
c. ambos; os torniquetes juncionais e ácido tranexâmico.
d. nem torniquetes juncionais nem ácido tranexâmico.

Resposta: C. ambos; os torniquetes juncionais e ácido tranexâmico.

Justificativa: Os torniquetes juncionais podem ajudar a controlar a hemorragia na virilha, nádegas, períneo, axila e base do pescoço. O ácido tranexâmico pode ser administrado por via intravenosa, oral ou diretamente na ferida para diminuir a necessidade de transfusão e melhorar a mortalidade após o choque hemorrágico.

VERIFIQUE SEU CONHECIMENTO

Colocando a vítima em uma posição de recuperação:

a. melhora a capacidade do corpo de regular a pressão arterial.
b. controla a hemorragia cerebral.
c. identifica quais vítimas estão prontas para serem evacuadas.
d. neutraliza a obstrução potencial das vias aéreas devido à flexão da coluna.

Resposta: D. neutraliza a obstrução potencial das vias aéreas devido à flexão da coluna.

Justificativa: A posição de recuperação neutraliza a obstrução potencial das vias aéreas devido à flexão da coluna.

VERIFIQUE SEU CONHECIMENTO

Um sinal de pneumotórax hipertensivo é:

a. desvio traqueal para o lado da lesão.
b. veias jugulares planas e flácidas.
c. veias jugulares distendidas.
d. taxa de pulso abaixo de 60 batimentos / minuto.

Resposta: C. veias jugulares distendidas.

Justificativa: Os achados físicos que podem ser evidentes são distensão da veia jugular, sons respiratórios ausentes, desvio traqueal para longe do local da lesão, crepitação da parede torácica e cianose.

Perguntas para verificar seu conhecimento:

VERIFIQUE SEU CONHECIMENTO

Uma ferida aberta no peito é tratada com um curativo de três pontas ou selo de tórax. O paciente apresenta dificuldade respiratória aumentada com aumento rápido da frequência cardíaca. O cuidador TECC deve remover o curativo e:

a. cubra a ferida com gaze.
b. auxiliar as ventilações conforme necessário.
c. inserir via aérea avançada.
d. explorar digitalmente a ferida em busca de estilhaços.

Resposta: B. auxiliar as ventilações conforme necessário.

Justificativa: Se o paciente desenvolver taquicardia, taquipnéia ou outras indicações de dificuldade respiratória, remova o curativo por alguns segundos e aplique ventilações conforme necessário.